U0120596

社会建构论译丛

上海文化发展基金会图书出版专项基金资助项目
获国家社会科学基金（项目批准号：22BSH101）资助

杨莉萍　[美]肯尼思·J.格根　主编

Gender and

the Social Construction of

Illness

性别与疾病的社会建构

[美]朱迪丝·洛伯　莉萨·琼·穆尔　著

张学而　译

上海教育出版社

献给陪伴朱迪丝(Judith)走过尘世的

洛里(Lorrie)和菲莉丝(Phyllis)

献给陪伴莉萨(Lisa)开始新生的

格雷斯(Grace)和乔治亚(Georgia)

能够同中国的研究者、学生和实践者分享有关这套丛书的想法，我深感荣幸和快乐。感谢上海教育出版社提供这个机会。在过去三十多年的时间里，我一直致力于有关知识的性质、真理、客观现实和理性的深远对话。这些对话质疑所有为长期受推崇的传统理念辩护或提供基础的那样一类尝试。对话产生于不同族群长期争斗而充满血腥味的人类历史，人们纷纷主张自己对知识、真理、客观现实和理性的话语权。因为，承认某一种现实、理性和道德，意味着不赞成这种观点的那些人被踢出局；声称某些人在这些方面具有优越性，意味着其他声音被定义为低劣。一部血雨腥风的人类史几乎就是由对真实、理性和道德的不同信念与分歧写就的。对话的重要成果之一便是这样一种意识的扩展，即我们的信念是由处于不同历史时期、不同文化背景下的组织内部发展出来的。换句话说，我们关于真理、客观现实和理性的信念是在社会中被建构出来的。除此之外,再无别的基础。正是这种认识促使人们开始尝试从过去各种对真理的诉求中解放出来。事实上,一切被我们视为真理、事实和正确的东西都具有可选择性,都可以是另外一种样子。更重要的是,这种建构的意识促使人们广泛探索,共同开发创造未来的潜能。"共同"这个词非常重要,我们在此所说的并不是个体的而是在社会中被创造出来的现实。

这样的对话在世界范围内蔓延。这不再是"西方价值向世界其他区域的传播",而是到处都面临着同样紧迫的难题,即怎样才能在这样一个充满分歧的世界中顺利前行。当代科学技术让世界大大缩小,我们发觉自己越来越多地需要面对那些信守与我们不一样的现实、理性和价值的人。这些分歧不仅导致个体对"异己者"产生冷漠,而且是滋生仇恨和掳掠的温床。在这样一个任何个体都有能力创造出毁灭性武器的星球上,我们有可能要面对"所有人反对所有人"的未来。那么,至少我们应该了解建构了我们的信念的文化和历史根源,以及它们的优势和局限性。更进一步,我们必须找到弥合分歧的途径和办法。如果加上足够的创造性,我们甚至可以开展新的建设性的合作。

这场对话的全球性参与,部分是基于这样一个事实,即许多文化本身就包含或推崇某些与建构论相一致的传统。一个显著的例子便来自中国文化。我们发现,儒家、道家和佛家传统都可能丰富当代建构论的对话,它们都意识到关系和谐的重要性。当然,这并不意味着有关社会建构论的对话与这些传统完全相同,你甚至可以从中发现许多冲突,这一点都不奇怪。从建构论的立场看,重要的不是分辨谁真谁假,或评价谁对谁错,而是分享和成长。我们可以基于彼此的相似性,越来越多地领会我们之间的不同。基于任何一种分歧,我们都有可能发展出拓展行动潜能的可能性。在这种意义上,建构论的对话不服从任何个人,而是归属于所有的人。对话的目的不是要把建构论奉为新的真理,而是接受各种思想的涌现,但不再把它们视为自然规律,只是视它们为被建构出来的可能性。建构论并不是某种依据传统标准判断事物真假对错的信念系统,而是通过不断对话或以对话为工具,创造各种能够给我们带来惊喜的美好事物。

这样的结果如今发生在世界各地:从挪威对问题青少年的教育系统到巴西的平安社区建设,从加拿大小镇的管理到南非的调停努力,从澳大利亚新的治疗实践到阿拉伯联合酋长国妇女的职业化,等等。因此,对于我来说,能够参与有关建构论的中国对话,了解与当地文化和历史密切相关的建构论实践,是一件特别值得高兴的事。我在中国遇见许多研究者、学生和专业人士,他们为建构论的对话注入了新的活力,同时也发出了质疑的声音。他们有着自己特殊的关切、希望和价值,他们将来自中国文化传统的敏锐鉴赏力融入对话。通过与他们讨论,我看到激动人心的新的实践已经出现。所有这些都是加入全球共享的重要开端。就个人而言,我愿意充当这些富有启发性的发展的推进者。

与此同时,感谢上海教育出版社的朋友,是他们促成了这一重要的交流,将这套书由英文翻译成中文出版。我和莉萍教授一起工作,并得到她的和我的同事们的帮助。到目前为止,我们共选择了 10 部重要著作组成"社会建构论译丛"这一丛书,未来有可能再增添新的著作。对这些书的选择是出于几个方面的考虑,希望这些来自不同领域的著作能够向中国读者传达社会建构论的思想和理论观点,介绍某些符合建构论特点的重要研究形式,展现建构论思想的一系列实践成果。其中一些著作还反映出建构论思想如何引导新的写作方式。策划这套丛书的目的并不是为中国未来的工作提供模板或一系列行动指南，而是希望这套丛书能在中国引发更多的讨论、研究和实践。因为一旦建构论的思想和意象植根于这片肥沃的文化土壤，全人类都将受益于即将发生的观念创新。我热切地期盼着收获季节的到来。

肯尼思·J.格根

美国斯沃斯莫尔学院资深教授

陶斯研究院院长

　　当前中国社会普遍存在的心理问题，一是心态不够积极，二是追求功利主义。一方面，各行各业的人，无论从事什么工作，大多缺乏由衷的热情，萎靡不振，因此缺少创新。在学校里，学生学习不是出于兴趣，教师教学也不是因为喜欢这个职业，大部分行政管理和后勤人员满足于维持现状。在组织中，同样很少有人把工作当成实现自我价值的手段。多数时候，人们缺乏幸福感，体验不到生活的乐趣和生命的意义。另一方面，对于很多人而言，生活中最重要的目标是追求个人名利，尤其是经济利益。当每个人都在为一己私利去拼、去抢、去战斗的时候，整个社会表现出来的便是人与人之间界限分明，缺少温情、善意、信任与友爱。家庭不稳定，医患关系紧张，经济和商业领域充斥着大量欺诈，老百姓热衷于将落马官员当成茶余饭后的谈资与消遣，等等。所有这些社会心理现象，都与欧洲文艺复兴和启蒙运动以来占主导地位的个体理性主义哲学，以及以此为典型特征的现代主义文化，存在深层次的因果关系。

作为一个有着悠久历史和古老文明的民族，我们的老祖宗倡导"人法地，地法天，天法道，道法自然"，这当中蕴含着丰富的"天人合一"的系统论和生态学思想。然而，这些如今在西方被视为最先进的理念，在国内，其价值并未受到应有的重视。相反，自清朝末年开始的西学东渐，使得西方个体主义哲学不断移入，冲击了我们的传统文化，几乎成为社会主要的意识形态，这实在是令人遗憾的事。

1949 年以后，中国以马克思主义为哲学宗旨，以建设社会主义强国为发展目标。集体主义作为社会主流价值，与西方个体主义的价值观形成对立。与个体主义相比，集体主义确实具有很多优势。时至今日，中国社会依靠集体力量创造了许许多多的壮举，为全世界瞩目。但是，集体主义就其本质而言，不过是放大了的个体主义，仍旧存在很多弊端。各种小集团的利益、地方保护主义以及形形色色的群体和组织之间的竞争，破坏了组织内部和个体之间的团结，进而使得整个社会失去和谐与稳定，并最终失去活力。

社会建构论虽不能说是解决这些社会和心理问题唯一的理论纲领和实践模式，但至少为这些问题的解决提供了一套切实可行的理论框架和实践策略。作为一种看待世界和我们自己的全新方式，社会建构论既是一种理念，也是一种行动；既是一种思维方式，也是一种生活和行为方式。以 1985 年格根（Kenneth J. Gergen）先生发表《现代心理学中的社会建构论运动》一文作为社会建构论正式创立的时间，经过 30 年的发展，社会建构论已经由最初着力于批判或解构，发展到后来的进一步建构；由对理论、方法的研究发展到具体的实践，对于人的健康自我的重建、人际纠纷的解决、学校教育与各类组织的管理、各项社会政策的制定乃至国际政治关系的处理等，形成了一整套较为成熟的思想、理论、方法和实践体系。这套体系对于解决我国当前普遍存在的各类社会和心理问题，具有重要的应用或工具价值。

"社会建构论译丛"缘起于 2011 年夏天我对格根夫妇的访问。那段时间，我正在美国田纳西州范德堡大学做访问学者，由于长期研究社会建构论，与格根先生有过一些书信往来，他因此邀请我去斯沃斯莫尔他的家里做客，并最终于当年的 8 月 17 日至 21 日成行。访问期间,我向格根先生请教了有关社会建构论的诸多问题,也向他介绍了社会建构论在中国的发展情况。那次访谈的部分内容以英文发表在《心理学研究》(*Psychological Studies*)2012 年第 57 卷,中文发表于《教育研究与实验》2012 年第 4 期。正是在那次访问期间,我和格根先生达成共识,鉴于中国当前社会变革与发展过程中存在的诸多问题,有必要将社会建构论在中国的推广作为一项长期的事业。格根先生代表国际社会建构论研究中心陶斯研究院表示,对于我们在中国的事业给予无条件的支持和帮助,包括成立中国社会建构论研究中心,筹备社会建构论的中文网站,与有着同样志趣的学校、组织和机构开展合作,等等。与上海教育出版社合作的这套译丛,便是社会建构论在中国推广项目的一部分。

从格根先生最早于 1973 年发表《作为历史的社会心理学》,即社会建构论思想萌芽开始到现在,经过 40 多年的努力,社会建构论已经发展成为包括系统化的原理、多样化的方法和多领域的实践在内的不断丰富和完善的理论和应用体系。这套译丛意图全面反映社会建构论在理论、方法和实践三个层面的发展。入选书目都是社会建构论领域最新、最有价值、最具代表性的经典著作。其中,《社会建构:进入对话》《社会建构的邀请(第三版)》《关系性存在:超越自我与共同体》《赞美他者:人性的对话理论》和《性别与疾病的社会建构》主要介绍社会建构论的理论基础,《叙事分析:个体在社会中的发展研究》和《话语心理学》属于方法系列,《欣赏型探究:一种建设合作能力的积极方式》《映射对话:社会变革的重要工具》和《社会建构与社会工作实践:解释与创新》则反映了社会建构论在人际交往、组织管理、社会工作等实践领域的应用。

"社会建构论译丛"的所有入选书目均由格根先生亲自挑选并最终确定,他还在丛书翻译的过程中亲自担任学术和专业顾问。我负责这套丛书的策划、申请、组织和项目实施。参与丛书翻译的译者都是我多年的好友,也是对社会建构论有着长期研究和浓厚兴趣的学者和教授。他们既是社会建构论领域的研究者,也是积极的实践者和热情的推广者。在当下名利观念甚嚣尘上,而学术评价制度十分不利于译著出版的背景下,完成一部学术著作的翻译需要作出很大的牺牲。作为译丛主编,我对他们深表敬意,感谢他们为这套译丛作出的贡献。我还要向上海教育出版社袁彬副总编、心理学编辑室全体编辑以及其他工作人员表达谢意,他们为这套译丛的出版付出了很多心思和不懈的努力。

社会变革是包括制度与文化、教育与管理、人的思想观念与行为习惯在内的系统变革。社会心态由萎靡不振到积极向上，整个社会由危机四伏到稳定团结，需要经过长期不懈的积极建构，而我们都是这一过程的见证人和参与者。与其被动地"反映现实"或顺应"客观规律"，为所谓的"事实"或"规律"所蒙蔽和奴役，不如主动参与建构某种我们想要的"事实"，创造真正能够为人类和社会带来福祉的"规律"。人类社会的未来不仅取决于我们对于未来的某种理想，更取决于我们每个人以什么样的方式参与对这种理想的建构。社会建构论不仅积极倡导相互理解、对话与共同创造的价值和理念，更为如何相互理解、如何参与对话、如何共同创造提供了系统的方法和行为指导。我和格根先生同样相信并期待，这套译丛的出版能对中国当前社会的变革和发展起到切实的推进作用。

杨莉萍

2016 年 1 月于南京随园

Contents 目录

本书是《性别与疾病的社会建构》的第二版。在本书中,作者朱迪丝·洛伯(Judith Lorber)和莉萨·琼·穆尔(Lisa Jean Morre)针对健康、疾病和医学护理作了性别化分析。本书经全面更新,增加了讨论残疾和生殖器手术的章节。作者运用熟知的医学社会学概念,基于性别化视角,将它们重新概念化。与第一版类似,本书聚焦两个基本问题。首先,作者从社会层面反思了罹患身体疾病的体验,以及由此引发的医疗护理。其中包括作者的两个关注点:性别、人种、阶级、种族地位和文化如何影响病患的症状;这类症状如何被医疗机构治疗。其次,作者通过性别化视角批判性地审视了关于疾病的基础知识和基本假设的社会建构。作者以问题已被预设、研究重点已定的方式进行批判。

虽然医学社会学者在过去已经关注过这类问题,但往往不是通过性别化视角加以关注。对医学社会学者来说,性别曾意味着女性首先是患者和护士,然后才是医生。医学社会学者将女性加入研究领域中,常常意味着对比男女两性的患病率和死亡率,两性同为患者时在治疗中体现出的行为差异,两性同为医生时体现出的行为差异,等等。但在众多关于医学知识和医学信念的社会建构中,并未考虑将性别的社会建构兼收并蓄。

对研究健康与疾病问题的女性主义者来说,对性别的关注曾意味着在社会秩序的前提下思考女性和男性的性别状况。女性主义者已经就经期和更年期从正常的生理现象演变为疾病,进而成为社会性问题的原因、过程和主导者提出了疑问。他们从性别维度出发审视了医疗职业的等级结构,以及女性作为医师、男性作为护士时事情是如何发展的。此外,女性主义者还质疑了男性主导的专业领域中诞生的科学发现的客观性和中立性。

在本书中,朱迪丝·洛伯和莉萨·琼·穆尔通过性别化视角来探讨健康、疾病和医学,以此将其对医学的、社会学的和女性主义的关注共同织就成网。作者展示了性别是构成生理——患病率和寿命——转化所需要的因素之一,并为这一命题提供了数据,证明生理转化是由社会地位、种族、阶级和性别引起的。以经前期综合征和更年期为例,洛伯和穆尔详细讨论了女性的正常生理现象被视为疾病,并导致女性处于不利社会地位的社会建构过程。此外,洛伯和穆尔还深度审视了艾滋病的流行情况。在本书的结尾,她们提出建议:应通过男女平等的健康护理实践来破除医学的等级制度,化解不平等,并表明这样做可使男性与女性同等受益。

我们希望本书及系列相关图书,可以帮助读者发展自己的"性别化视角",以此更好、更精确地理解我们的社会环境。作为社会学研究者,我们认为,对不平等的准确理解是有效社会变革的先决条件。

朱迪丝·霍华德(Judith Howard)

芭芭拉·里兹曼(Barbara Risman)

玛丽·罗梅罗(Mary Romero)

乔伊·斯普拉格(Joey Sprague)

"性别化视角丛书"主编

Acknowledgments　　　　致谢

感谢米奇·艾伦（Mitch Allen）将本书纳入再版，感谢"性别化视角丛书"主编——朱迪丝·霍华德（Judith Howard）、芭芭拉·里兹曼（Barbara Risman）、玛丽·罗梅罗（Mary Romero）和乔伊·斯普拉格（Joey Sprague）的鼓励与建议。本书的第一版，埃利亚娜·里斯卡（Elianne Riska）启发了身体的社会建构理论，爱德华·J.法雷尔（Edward J.Farrell Jr.）提供了预期寿命的数据，乔伊斯·华莱士（Joyce Wallace）和布伦达·希尔斯（Brenda Seals）评阅了艾滋病的章节。朱迪·阿德斯通（Judi Addelston）和麦娜·里斯（Mina Reese）——纽约市立大学（CUNY）研究生学院图书馆的参考书管理员，为本书第一版提供了不可或缺的文献检索。向他们献上朱迪丝的谢意。

本书的第二版，我们要感谢提议我们合作的帕特立夏·克拉夫（Patricia Clough），以及评阅了整部手稿的芭芭拉·里兹曼。此外,还要感谢罗宾·米尔兹娃(Robyn Mierzwa)深入细致的阅读。

第三章"医疗保健的等级划分:病患、医疗专业人员与性别"改写自朱迪丝·洛伯《性别马赛克:社会观点》(*Gender Mosaics: Social Perspectives*)(2001)一书中的"医疗保健中的性别等级制度"。第四章"性别与残疾:矛盾和地位困境"改写自朱迪丝·洛伯《扩大残疾在社会科学研究中的范畴》(*Expanding the Scope of Social Science Research on Disability*)(2000)一书中的"残疾的性别矛盾与地位困境"。

虽然我们早在2001年9月11日前就已完成本书第二版的第一稿,但我们觉得很重要的一点是,我们的写作与我们见到的世界贸易中心、五角大楼、宾夕法尼亚州的袭击事件以及随后的炭疽污染、疾病和死亡等事件具有联系。由于居住在纽约市,我们的经验是本土化的,但我们不断地被这些事件的全球化影响和国界的脆弱性警醒。对于瘟疫,有关携带者和传染性的粉饰之辞,带给男性、女性、各社会阶层、各种族的不同影响,所有这些都将在本书中反复讨论。全球化的视角告诉我们,战争、对恐怖主义的恐惧、经济制裁和禁运,以及制度化的种族主义和压迫，将持续影响世界各地的人的生命和健康。我们希望本书的框架结构，以及从男女平等出发看待疾病和死亡的视角，将有助于照亮在那个毁灭性的星期二前后发生的一系列事件的轨迹。

性别与疾病的社会建构：概述

　　一直以来，人们认为一切值得理解的事物都可以用现代科学的假设进行解释或说明。然而，还有另外一个世界隐藏在科学观念之后——情绪、情感和政治价值观的世界，或个人潜意识和集体潜意识的世界，又或社会和历史特殊性的世界……女性主义课题的目的之一，就是揭示这两个世界之间的关系，即这两个世界组成和塑造彼此的方式。（Harding，1986，p.245）

　　疾病不仅是一种身体状态，而且是一种社会现象。在一些文化中被视作"疾病"的生理状态，在其他文化中则被认作"正常"。西方人通常认为，健康的身体状态意味着人们可以做自己必须做和想做的事,而疾病会扰乱人体的生理平衡。但实际上,我们将疾病看作一种对社会生活的干扰,它使人无法实现健康状态下的追求,这种状况既可能由身体机能障碍引起,也可能不是。人们对错误事物的认知以及对其原因的猜测总在某种社会背景下产生。于是,当一个贫穷社区的家庭主妇被问及"什么是疾病"时,她答道:

> 但愿我真的知道你所谓的"生病"是什么意思。有时候我感到非常难受,难受到我甚至想就这样蜷缩起来死去,但我必须坚持住,因为孩子们需要人照顾。除此以外,我们也没有钱看医生——我怎么能生病呢?……话说回来,你怎么知道你是否真的生病了呢? 有些人几乎可以随时随地上床休息,但我们中的大多数不可以生病,即使我们真的病了也无法休息。(Koos,1954,p.30)

在每一个社会中,疼痛和虚弱的症状被视作"得病"的观念,是由文化和道德价值观塑造的,是通过与自身最接近的社交圈内成员的互动和对医疗保健专业人士的拜访体验到的,是受有关健康和疾病的信念影响的。它导致的结果是一种生理症状转化成带有标签（诊断）的疾病，拥有它的人则成为"患者"。这种转化在很大程度上受权利差异和道德判断的影响。并不是所有患者都是平等的——性别、种族、民族、社会阶层、身体潜力、性取向、疾病类型的不同都会带来社会价值和社会权利的差异。同样，并不是所有医护人员都是平等的——他们在专业层次中所处的地位决定他们有权设置研究重点，决定治疗模式，将医疗知识合法化。

在西方社会，有关疾病与医学知识的文化和语言来自科学——我们用"医学科学"来谈论医生的所知和所为。疾病的生物医学模式假设，疾病是一种相较于正常生理机能的偏差，可以在患者的身体内部找到疾病产生的具体原因，在任何社会情境下，同一种疾病应有相同的症状和结果，药物是一种针对个案的社会性、中立性的科学研究应用（Mishler，1981）。针对这种模式的批评指出，"什么是正常"取决于比较和被比较的对象是谁，许多疾病都与社会因素和环境因素有关，患病率和严重程度也因地而异。除此以外，医学研究的价值基础、实践、理论和知识深受实践情况与医疗专业人员——医生这一主导群体的社会特性带来的偏见影响（Freidson，1970a，1970b；Mishler，1981，1984；Waitzkin，1983，1991）。

医疗社会学的批评家们提供了西方医疗界种族和阶级偏见的充足证据，而女性主义者将性别因素也纳入其中，[①]认为医疗规范是基于中产阶级白人男性的身体制定的，而在考虑疾病的成因或开治疗处方时，医生并没有考虑到女性的日常生活。最重要的是，女性主义者挑战了普适的科学主张。他们质问：在只有极少数科学家是女性的情况下，在杀死男性的疾病才具有优先被研究权的情况下，在女性被排除在临床试验的情况下，在女性身体和经验被忽略的数据的情况下，医学科学如何能够被人相信？对生物医学研究与实践的女性主义批评已产生广泛影响力。与过去相比，现在的医学实践中有更多的女医生和男护士，他们与患者协同的方式反映着女性主义对关注"全患者"（whole patients）的鼓励。现在，女性被试已被常规地纳入新药物测试和外科治疗试验。疾病和残疾的性别背景是研究设计的一个内在组成部分。女性健康是医学课程的一部分。关注女性

---

① 女性主义批评全文参见 Fisher，1986；Martin，1992；Todd，1989；Ruzek，1987。

健康与疾病和男性健康与疾病的以性别为基础的医学期刊激增。

我们写这本书的目的在于展现性别与种族和民族认同、社会阶层、性取向相结合后，如何构建关于身体疾病的不同患病风险和保护措施，如何引导人在生病时产生不同的行为表现，如何引发医护人员的不同反应，如何左右患者的社会价值，以及如何影响治疗、研究和资金配置的优先权。我们将关注身体内部的问题，如感染、艾滋病，或肢体、官能失能，以及生理过程，如在西方现代社会已经演化为疾病的月经和更年期。这些身体上的表现往往受到压力、焦虑和抑郁的影响，但症状或病因主要是生理上的。产生这些疾病的大背景是社会环境，而社会环境通常是以性别区分的——它对男女两性有着不同影响。

性别差异和性别身份

性和性别区分常常被专业人士和非专业人士在科学与医学领域交替使用。2001 年，美国医学研究所发表了一篇基于性的人类疾病差异的长篇报告（Wizemann & Pardue，2001，p.139）。这篇报告反映了女性主义视角，来自不同领域的十六人专家组力求区分和界定性与性别。他们对这两个术语的建议是，性应指"源于染色体补体的生殖器官和生殖功能"，而性别"应该被用作一个人的自我表达……，或者个体从社会机构处得到的基于个体性别表现的回应"。医学研究所定义的性别意味着，人们是根据他们如何看待或展示自身而被区别对待的。然而，女性主义社会学家已经证明，人们的性别认同和性别展示是应对社会压力的反应，这种性别认同又反过来被嵌入一个性别化的社会秩序。

从社会建构论的视角看，社会将人划分为"女性"和"男性"，性别既是一个运作中的整体，又是个体的社会地位、一种关系因素、一个有组织的过程、一种系统层面的社会体制。每个层面都支持和维护着其他层面——在这之中，性别工作的影响最为重要。当性别成为社会秩序的一个构建单元被建构在组织中时，可以疏通关系并增强互动，这也是一种重要的个人社会认同。

在社会建构论的视角下，性别是社会秩序的内在组成部分。性别划分被建构在社会的主要组织中，如经济、家庭、宗教、艺术和政治组织。在这些社会中，性别是个体的主要社会地位，伴随着既定的期望和人生机遇。随着人们不断地"表现性别"

（West & Zimmerman，1987），社会建构论的观点将这视为一个进行中的过程。通过与照看者的互动、童年的社交聚会、青春期的同辈压力、性别化的工作和家庭角色，人们被划分为两个组别，并在行为、态度和情绪方面被动地表现出差异。差异的内容取决于当前社会的文化、价值观、经济和家庭结构，以及过去的历史。性别化的社会秩序制造并维持这些差异。性别化的社会秩序与性别的社会建构之间的循环效应存在于组织、关系和个体层面。在存在体制性种族主义和民族、社会阶级不公平对待的社会中，性别与这些情况错综复杂地交织在一起，形成了柯林斯（Patricia Hill Collins，1990）所说的"统治矩阵"（matrix of domination）。性别因此是多重的：女性和男性不能被一概而论。

身体和生物学的差异也被以社会建构论的视角审视。社会建构论的观点认为，性别不是生物学的叠加概念，相反，生物学本身乃经社会建构而成为性别化的学科。性别差异是很重要，但它们如何重要是一种社会现象。月经、更年期、怀孕和分娩是经社会化调停和体验的生物学现象。通过运动、锻炼和体力劳动，女性和男性的身体被性别化区分为女性气质和男性气质。

性别化的饮食模式有其生理结果：由于男性享有吃更多红肉的特权，第二次世界大战后西方现代工业化国家中，男性的冠心病患病率急剧上升（Lawlor et al.，2001）。当一个女性迁至另一国家，她死于乳腺癌的风险会逐渐变化，或增或减，直至与新居住地的风险相匹配（Kliewer & Smith，1995；Ziegler，1993）。正如福斯托-斯特灵（Anne Fausto-Sterling，2000，p.75）说："理解天性是一种社会文化行为。"

性别也不是简单的二元体。在人生周期的不同阶段，性别会演进出儿童和成人的不同生理特点和生理能力。女性的生理状态变化，取决于她们是否怀孕，是否处于经期，是否处于绝经前或绝经后。男性的生理状态变化随睾酮水平和其他激素循环周期而波动。设计关于疫苗、药物和手术的实验时，这些性别差异必须被考虑。

性别差异发生在性别身份的社会矩阵中——社会交往的性别化模式、对个体在家庭和工作场合应如何表现的性别化预期，以及性别化的社会制度，合法地在非正式社会实践中严重地种族区分化、民族区分化、社会阶级区分化对待女性和男性。医学和生物学研究必须同时以性和性别为基础，研究设计必须认识到性和性别是复合的而不是二元的，它们复杂地相互交织。

疾病与健康性别视角的框架结构是一种性别化社会实践的身体转化。[①] 这些实践在出生前就开始了——怀孕女性应该吃什么，她有哪些可选择的妊娠期技术设备和看顾，她的家庭、教育、经济状况如何，她所处的种族群体、经济地位和家庭背景对后代可能具有哪些社会价值——所有这些都如遗传基因般深远地影响着胎儿、婴儿以及成长着的儿童。从出生到死亡，个体始终通过社会实践成为社会的身体，这种社会化的过程甚至可以超越生死（考虑到人们处理尸体的方式）。因为性别被内置于经济、家庭、政治与医疗、法律系统等社会制度，影响不同社会群体的女性和男性在包括健康与疾病、降生与死亡等生活各个方面被对待的方式。因此，性别是生理的身体向社会的身体转型过程中最有意义的因素之一。社会背景下的性别化身体是疾病的社会建构分析的框架。

疾病的社会建构

6

虽然疾病存在于身体内部，但它作为一种社会体验，大大超

---

① 社会性身体的理论参见 Featherstone et al., 1991; Shilling, 1993; Turner, 1984, 1992。

越了生理学的范畴。疾病合法化的过程植根于根深蒂固的权力和经济资源等级制度（Brown，1995）。社会学家用术语"医学化"（medicalization）来解释包括衰老过程和酗酒、肥胖等社会问题在内的所有方面的生命活动如何被医疗保健专业人士定义和使用。医学化使得许多生理上的不同"疾病"需要用检查、化验、处方和动辄便极其昂贵的药物来应对。医疗保健的提供者才是专家，而患者知晓的关于自己身体和生命的一切并不算预防、维护或治疗的一部分。

医学化被深深植入卫生保健的经济结构。将大量生理情况定义为疾病，提高了如美国等国家的资本主义利益动机。相反，对于拥有国有化服务的国家，这导致与成本削减实践的冲突。医疗化与经济结构的结合影响了医疗保健专业人士对患者的行为。如果目的是增加患者的数量，他们会被鼓励将每一个症状称为"一种可治愈的疾病"。如果底线是减少成本，他们可能会忽略那些罕见的、耗时的或复杂的医疗问题。在所有西方医疗系统中，医疗保健提供者采用研究机构和联邦卫生机构提供的生物医学数据，而这些数据的优先权是由经济资源决定的。这些资源可能是制药公司、政府机关或私人慈善机构。它们把控研究问题的议程，决定研究设计的目标受益人群、剥削人群和控制人群。因此，医疗化过程有利于将每一个寻常症状变成一种药物或针剂可治的疾病，在预防污染、职业危害、贫穷或物质滥用导致的疾病方面则难有作为。

对患者而言，疾病的症状发生在他们生活的背景之下。在寻求职业医师帮助的过程中，这些症状才被确定为一种疾病，但成为一名病患的社会经验同时也涉及亲戚、同事、朋友以及该个体在世界上的定位。一条断腿也许源于一次简单的骨折，但关于它的体验可能完全不同：对一个职业运动员来说是职业生涯的休止符，对一个办公室职员来说却只是一种恼人的暂时不便。两种同是可以用抗生素轻松治愈的疾病，肺炎的社会影响和淋病导致的社会结果却大相径庭。如果你曾得过淋病，求职时你可能会想守住这个秘密。如果你曾得过肺炎，你则可以将它作为重感冒而必须待在家里不去工作的理由。

由于疾病是被社会建构的，同一组症状（或缺少某种症状）在医疗保健提供者和患者眼中可能完全不同。医生倾向于首先查看可视的生理症状或清楚的化验结果。对他们来说，理想的疾病状况是提供一份清楚的附有有效疗法的诊断书，以此

7

去除症状，或将患者或多或少恢复到正常机能状态。对患者来说，缓解疾病并引导他们伴着慢性、可治愈性疾病生活比起彻底治愈是另一种相当不同的情形。治愈让你恢复到你以前的状态，而慢性病迫使你建立新的行为模式。与此类似，对于医生眼中的必要治疗带来的不可避免的副作用，患者可能体验为毫无根据的痛感或不适、压力，以及经济成本的增加。那些感受到医生有忽视并发症或指定不必要手术迹象的患者可以控告医生治疗不当。如果一个健康维护组织（Health Maintenance Organization，HMO）以剥夺患者的护理为方式确诊疾病，患者可以起诉并要求赔偿。对疾病的构成的界定往往是颇有争议的领域。

社会背景

对任何一种疾病而言，社会背景都是必不可少的部分。从认识并注意到生病时的症状，到应对康复和慢性病或死亡，一个患者的所有社会特征都会受社交网络、工作与经济状况、家庭债务、医疗保健系统和文化价值观的影响。随着医疗保健系统的改变，患者、照料者和医疗保健从业者的行为也会发生变化。

在 20 世纪绝大部分时期,美国的医学实践是,医生独自在办公室工作,到医院见患者,以及收取服务费用(Starr,1982)。医生与患者面对面地协商,但医生享有绝对的权力和威信。患者倾向求诊于那些与自己的种族相同且有相同宗教信仰,但不一定与自己同性别的医生,因为录取女性的医学院对女性的招生数额被维持在 5%—6%,女性在医院里接受临床训练的情况也是如此(Walsh,1977)。只有一所女子医学院在 20 世纪初的医学专业化中留存了下来——宾夕法尼亚女子医学院——但除此以外,再无女子医学院幸存。因为有宗教定额,天主教和犹太教男医生在天主教和犹太教慈善机构支持的医院中受训,并将他们的患者安置在医院内(Solomon,1961),非裔美国医生和西班牙裔医生选择公立医学院,并大多使用公立医院或社区诊所(Hine,1985;Moldow,1987)。护士处于医生的严格管理之下(Reverby,1987)。对于印第安人和其他土著治疗师,虽然他们在自己的社区中有许多客户,但他们并不被认可为合法的医疗工作者。

今天,在美国医学院的课堂上,各人种、各民族的女医生占总数的一半甚至更多,但医学专业的性别融合并不平均。更多

8

的护士和护理管理者是男性。执业护士和助产士负责各自的患者。土著疗法和顺势疗法服务提供者，如针灸师和营养师，通过健康保险计划领取报酬。

美国医疗卫生结构的主要变化是健康维护计划的扩大。其医疗提供者的薪酬由第三方支付（保险公司或政府），患者对医生和医院的选择常常是受限的，并且医生可选择的疗法和药物也限制在薪酬支付方允许的范围内。由于大多数私人健康计划以营利为目的，保险公司在为医疗保健提供者创建具有成本效益的决策模型上一直非常有影响力。医生失去了威信和权威，但患者并没有因此获得任何权利（Freidson，1989）。谈判中的第三方是薪酬支付者，它们规模庞大，以营利为目的或服务于政府官僚机构，它们试图制定一些"一刀切"的规则，如有限的住院时长和门诊手术，有些患者被送回家时仍然需要物理治疗。即使有上门提供服务的医疗保健提供者，仍需要有家庭成员或朋友能够充当"护士"（Glazer，1991）。影响西方医学的另一重要角色是制药公司，它们资助了很多看似公正的临床试验。巨大的利润和扩张的市场决定了研究与发展的重点。因此，针对勃起功能障碍的"伟哥"诞生了，抗抑郁药和抗过敏药也是如此。

在这样一个系统中，疾病的本质——多元化的社会背景——被抑制了。

总而言之，虽然所有人都会经历出生、成长、疾病、衰老和死亡，但个体对这些身体现象的体验是特殊的。在共性与特性之间的，是从社会群体成员身份——生活在不同时代和地点，来自不同种族、民族、经济阶级的男性与女性——中产生的相似性。社会定位不仅塑造了健康和疾病的行为模式，而且对塑造病患的体验、医疗行业从业者应对患者求助的措施，以及医疗保健系统的组织结构和经济结构同样重要。

本书概述

本书的焦点在于对生理症状转化为我们称之为"疾病"的社会现实的性别分析。性别分析表明，现代社会中，性别在疾病的方方面面是如何被建构的，如不同疾病的风险和保护，对患者症状的认知和回应，医疗保健的组织和输送，诊断的策略，资助优先权，临床和科研人员探索出的问题，疾病及其治疗方式的知识和意义。每个章节都从性别视角考察了有关健康和疾病的一些主要问题。这些问题包括：社会流行病学和疾病的风险；医疗工作者的专业等级体系和医患互动关系；身体残疾的社会问题；经前期综合征和更年期的诊断策略；生殖器手术；作为一种现代瘟疫的艾滋病。最后一章讨论了一些将女性主义医疗保健应用于所有患者的方法。

第二章"女性病得更重，但男性死得更快：社会流行病学"，根据女性和男性的社会文化风险因素解释了死亡和疾病的流行病学率。这些因素是性别规范、种族民族群体成员身份、经济资源与社会关系的结合。社会环境和社会实践中嵌入的风险因素让不同人群易受疾病源的攻击，或者保护他们远离疾病源。社会流行病学的统计方法受方法论问题的影响，如哪些问题被提出，答案如何归类，以及信息收集和测量技术的可靠性。除非样本中包括不同种族和社会阶层的女性与男性，否则，研究人员无法对社会性的健康状况、卫生习惯和冒险行为作出有效的比较。

10 这些统计数据通常不是免费的。有权力、有资源获得被认为是重要问题的答案的人，设置了数据的优先级。你也可以这么理解，只有有价值的才会被算在内。

第三章"医疗保健的等级划分：病患、医疗专业人员与性别"分析了性别化的职业权力差异，以及医患互动行为。医生的性别影响着男性和女性患者提出的诉求能得到多少重视，尤其是在开具化验单、推荐治疗方式等问题上。经过培训的执业护士会观察患者的心理社会因素与生理症状的交互作用并进行同步治疗。文化和生活方式的异同同样影响着对症状的解释。

第四章"性别与残疾：矛盾和地位困境"考察了残疾人的性别矛盾和地位困境。该章中，残疾被定义为仅仅由医疗境遇部分塑造的一种永久社会地位。技术和环境支持为残疾人带来了更多积极影响，帮助残疾人成家立业。男性和女性都从残疾人权利运动的成功中受益，但残疾女性对就业、性关系和家庭生活的特殊需求仍未得到正视。男性和女性的性别化期待为各自制造了限制，但残疾女性更难获得长期、稳定的关系。她们需要无差别的专业服务，尤其是有关性生活和生育方面的专业服务。另一个影响残疾人性别差异的是对女性护理者的期待。因此，如果说残疾男性有过主流生活的特殊需求，那么残疾女性则会有更多的特殊需求。

第五章"当一种处境被定义为真实：经前期综合征和更年期"考察了经前紧张及更年期情绪波动的社会和医学建构方式。妇女在生育生命周期不同的时间点体验到的症状被医学化为生理和心理的综合症状。有些妇女可能不太重视经前紧张、月经来潮和更年期潮热，而其他人可能需要针对这些症状接受治疗。然而，如果这些遭遇被常规地定义为疾病，那么所有女性都会被认为是"有病的"或无法正常工作的。医学作为一种社会机制，具有将女性的特定行为合法化的作用，这可被视作一种社会控制形式。

11　　　第六章"生殖器手术：性别化的身体"着眼于割礼和医疗生殖器手术的性别与文化冲突。尽管女性和男性的仪式性生殖器手术、间性儿童的手术和常规医学包皮环切术的社会背景有很大的不同，但有些问题是相似的，即成年人以文化整合的名义为婴儿和儿童的生殖器手术作决定。在仪式性生殖器手术中，成人用手术来修改儿童的身体，使儿童适当地男性化或女性化。对外生殖器性别特征不明的儿童进行性别重置手术也是出于同样的目的。这种发生在身体上的社会与生理的深刻变化首先是性别化的体验。

由于文化、宗教和医学观点的对立，有关生殖器手术的辩论长期处于混乱中。文化传统与人权问题之间存在冲突，宗教信仰与不愿伤害自己孩子身体的父母之间存在冲突。医学研究人员就什么才算小手术以及它们的风险和益处展开争论。所有这些争论都与性别有关，因为它们都涉及男性和女性的性特征，男性和女性的身体应该是什么样子，以及应如何防止性传播疾病的蔓延等问题。

第七章"一种现代瘟疫：性别与艾滋病"将疾病带入被耻辱性疾病玷污的社会认同的道德领域。艾滋病（获得性免疫缺陷综合征）是一种充满性别、性取向、阶级、人种和种族歧视的流行病。艾滋病的传播和治疗受到性别的极大影响。它带来的身体损伤和社会成本主要影响那些生活在发展中国家的贫穷女性和男性。有关艾滋病的讨论和驱力是一个首要例证，反映着文化如何看待男性和女性、同性恋者和异性恋者、穷人和富人、有色人种和白人，以及"外国人"和"本地人"。

艾滋病病毒检测阳性和艾滋病症状得到何种应对和治疗，反映了异性恋、双性恋与同性恋之间的关系，以及患者、医生、陪护者之间的关系，反映了社区态度、文化价值，以及医疗官僚机构和政府机构的明争暗斗。那些被曝光艾滋病病毒检测阳性或已全面显露艾滋病迹象的人曾遭受对他们的性行为或吸毒的污蔑，并被告知害怕被他们的精液、血液或母乳传染。从性伴侣间

12　使用安全套的协商,到国家和国际机构用于研究与治疗的资金分配,艾滋病名副其实地体现了物质的、经验的以及象征意义层面的疾病的性别建构。

第八章"在社会性的世界中治愈社会性的身体:女性主义医疗保健"着眼于专业人士与普通民众界定医疗现实的方式之间的矛盾,并提出一个备选项——女性主义医疗保健。这种保健视患者和医疗专业人员为医疗境遇中平等的两方。医疗专业人员了解更多的是关于疾病及其综合治疗,而患者更了解其本人的特殊情况。女性保健倡导者建议医疗专业人员在运用常规的医学手段之前,先了解患者的社会背景和环境背景,以及患者的特定病史。医疗专业人员开处方时,不仅应告知患者风险和副作用,还应告知患者其他治疗方式和不治疗的优缺点。然后,患者应决定其想要做的事,并期待医疗专业人员的继续支持和帮助,即使医疗专业人员的第一治疗选择被患者拒绝。

女性主义医疗保健面向所有人——男性和女性、儿童和成人。女性主义引导着医疗资助、医护培训,以及生物医药保健供给的重大结构性调整。关于健康和疾病的女性主义观点已被纳入学校的医疗与护理课程,但仍需通过鼓励充分倾听患者和支付多种治疗费用的组织政策，在临床培训中加以强化，并融入日常实践。尽管这些是理想化的目标，但当它们成为医疗保健供求双方的共识时，便能为许多无力对抗当前医疗卫生保健系统限制的人争取权利。

第二章

女性病得更重，但男性死得更快：社会流行病学

> 在任何性别二元化社会，与生俱来的生物学意义上的男性或女性特征，意味着人们将面临不同的环境：过不同的生活。因为我们的生物学特征与我们如何生活辩证相关，互为基础，我们不可能改变性别，同时保持环境不变。（Hubbard，1990，p.128）

流行病学中有一种说法，即"女性病得更重，但男性死得更快"。这是对现代工业社会中女性与男性的患病率和死亡率的简练总结。这些比率是社会、环境、生理过程，以及个人、社区和全社会的行为的叠加效应。它们在很大程度上反映了性别制度，以及不同种族群体的人生经历的影响。

社会流行病学（social epidemiology）从强调"社会分配和健康状态的社会决定因素"的角度出发，研究发病率和死亡率（Berkman & Kawachi,2000）。社会流行病学的任务是解释发病率（morbidity,疾病出现的比率）和死亡率（mortality,死亡个体比率）的变化，以剔除持续性群体差异原因。最为人熟知者是预期寿命（life expectancy），它综合反映了新生儿的躯体状况、环境和社会状况对其预计可存活平均年数的影响。

在 20 世纪的最初几年，工业化国家中逐渐开始出现女性比男性更长寿的现象。在 21 世纪，同样是这些国家，女性可以比男性多活近十年。[①] 工业化国家中，女性的预期寿命更高几乎成为全球趋势，曾有两个角度被用于解释这一事实。其中一个角度基于"雌激素的保护作用和睾酮的潜在毒性作用"这一生物学观点（Perls & Fretts,1998）。然而，这种观点既没有参考预期寿命的历史变化，也没有将种族、民族和社会阶层的差异纳入考虑范围。一种更为复杂的观点称，预期寿命是社会和生物因素相结合的结果。

14

---

① "WHO Issues New Healthy Life Expectancy Ranking: Japan Number One in New'Healthy Life' System."2000. World Health Organization（WHO）Web site.

女性并不是历来比男性长寿。在欧洲和北美，预期寿命的性别差距随经济的发展，鼓励进一步控制家庭规模的社会变革，以及更广泛地应用创新型公共卫生措施而增大。分娩导致的死亡原本是影响女性预期寿命的一大因素，而这已随现代医学的兴起而减少。同时，劳动力的性别分工将男性暴露在更大的职业风险中。在许多工业化国家，随着家庭收入的增加，男性相比女性更多地食用肉类和脂肪类食物，并伴有较高的冠心病患病率。与19世纪的男性相比，当今的男性吸烟更多，运动更少。

男性与女性的一生伴有不同的风险和保护——以男性胎儿和新生儿为例，他们比起女性胎儿，身体更为脆弱，并伴有更高的死亡率。男性和女性面临的社会风险也不同——女性面临死于分娩和家庭暴力的风险，而男性面临死于战争和街头斗殴的危险。男性中更有可能出现与健康相关的高风险行为，如吸烟、吸毒和危险性行为，这使他们更易患上心脏病、中风和性传播疾病。所有这些因素叠加起来，造成男女预期寿命的差异。

国家现代化造成的男性和女性更高预期寿命模式，以及这些年偏向女性的预期寿命的性别差距，并非常态。俄罗斯等东欧国家出现了男性和女性预期寿命减少的现象，目前俄罗斯具有工业化国家中最显著的平均寿命性别差距，女性新生儿预期为 66.4 岁而男性新生儿仅为 56.1 岁。[1] 研究者引用了俄罗斯男性酗酒行为来解释这一现象。酗酒会导致意外事故、暴力和心血管疾病高发（McKee & Shkolnikov，2001）。女性与男性在相似的无压力环境下生活和工作时，性别差异被最小化。在两座以色列集体社区，工作和家庭生活是共享的（communal），并且医疗保健免费。对比 230 名居住在此的男性和女性的健康状况，发现他们在健康状况和疾病行为方面十分相似，而且男性具有与女性相当的预期寿命（Anson et al.，1990）。

在美国，人种差异导致预期寿命的性别差距加大。出生于 20 世纪 90 年代末的白人女婴的预期寿命比男婴多 5.5 年，但对于非裔婴儿，这一性别差距是 7 年。最长预期寿命（白人女性）与最短预期寿命（非裔男性）之间的合并人种和性别差异超过 12 年（参见表 2.1）。非裔男性和女性不仅更早死亡，

---

[1] "WHO Issues New Healthy Life Expectancy Ranking: Japan Number One in New'Healthy Life' System."2000. World Health Organization（WHO）Web site.

而且相比白人男性和女性,更容易在生活中遭遇疾病、身体创伤和漏诊、错诊的困扰。矛盾的是,尽管白人女性有着最长的预期寿命,但她们在成年阶段的病例报告较白人男性更多。尽管女性和男性都受到心脏病、癌症和其他危及生命的生理疾病的影响,但就整体而言,工业化国家中女性寿命较男性更长是因为男性更早罹患这些致命疾病(Verbrugge,1989)。

表 2.1　美国基于性别与人种的预期寿命　（单位：岁）

	所有人种			白人			非裔		
		男性	女性		男性	女性		男性	女性
1998 年	76.7	73.8	79.5	77.3	74.5	80.0	71.3	67.6	74.8

资料来源："Death and Death Rates by Race and Sex." National Vital Health Statistics Reports. 2000. CDC Web page.

　　相反,在那些女性社会地位很低的社会中,女性的预期寿命因组合性的社会因素而减少——吃得最晚、最少,因无权要求禁欲或使用避孕套而导致生育并发症频发和性传播疾病,产后感染和出血,直到疾病变得严重才正视症状,以及难以获得现代医疗保健(Santow,1995;参见表 2.2)。女性的健康与她们的社会地位间的关系经由保健在家庭和传统社会内部的分配方式赤裸裸地表现出来：

16

表 2.2　全球基于排名和性别的预期
寿命表（经选国家）（2000 年）

国　　家	排名	总体预期寿命（岁）	男性预期寿命（岁）	女性预期寿命（岁）
日　　本	1	74.5	71.9	77.2
澳大利亚	2	73.2	70.8	75.5
法　　国	3	73.1	69.3	76.9
瑞　　典	4	73.0	71.2	74.9
西班牙	5	72.8	69.8	75.7
意大利	6	72.7	70.0	75.4
希　　腊	7	72.5	70.5	74.6
瑞　　士	8	72.5	69.5	75.5
加拿大	12	72.0	70.0	74.0
荷　　兰	13	72.0	69.6	74.4
英　　国	14	71.7	69.7	73.7
挪　　威	15	71.7	68.8	74.6
比利时	16	71.6	68.7	74.6
德　　国	22	70.4	67.4	73.5
以色列	23	70.4	69.2	71.6
美　　国	24	70.0	67.5	72.6
中　　国	81	62.3	61.2	63.3
俄罗斯	91	61.3	56.1	66.4
巴　　西	111	59.1	55.2	62.9
菲律宾	113	58.9	57.1	60.7

续　表

国　　家	排名	总体预期 寿命(岁)	男性预期 寿命(岁)	女性预期 寿命(岁)
埃　　及	115	58.5	58.6	58.3
巴基斯坦	124	55.9	55.0	56.8
印　　度	134	53.2	52.8	53.5
韩　　国	137	52.3	51.4	53.1
孟加拉国	140	49.9	50.1	49.8
海　　地	153	43.8	42.4	45.2
南　　非	160	39.8	38.6	41.0
尼日利亚	190	29.1	28.1	30.1
塞拉利昂	191	25.9	25.8	26.0

　　资料来源："WHO Issues New Healthy Life Expectancy Ranking：Japan Number One in New'Healthy Life'System." 2000. World Health Organization (WHO) Web site.这些预期寿命依据世界卫生组织的伤残调节预期寿命(disability adjusted life expectancy, DALE)程度计算。世界卫生组织指出，伤残调节预期寿命"概述了可说是相当于完全健康的预期年数。在计算伤残调节预期寿命时，健康和不健康的年数会根据疾病的严重性进行加权，并从预计的整体预期寿命中减去，最终得到健康寿命的年数"。

17　　　　　　地位较低的个体,如年轻女性,很可能只得到家庭内的治疗;即便是来自家庭外部的治疗,也很可能是来自传统医学而非现代医学的治疗师。而地位较高的个体,如任何年龄的男性,或育有儿子的母亲,很可能被直接带往私人医生处接受治疗。(Santow,1995,p.154)

当引起疾病的原因是遗传性的和生理性的，环境的暴露往往决定了疾病的发生，社会资源则影响疾病的结果。例如，镰状细胞贫血和乳腺癌会在不同种族群体中发生，但能获取知识、健康环境和最前沿治疗手段的人集中在社会上等阶层。"究其原因，是因为资源就如同知识、金钱、权力、声望和社会关系，可以由一种状态向另一种状态转变，随着健康状况的变化，那些掌握着最多资源的人最有能力去规避风险、疾病及其后遗症。"(Link & Phelan，1995，p.87)只有辅以社会因素的数据，如经济资源、医疗服务的获取、社区支持和文化价值，发病率和死亡率对政策的建议才有用。克里格(Nancy Krieger)的"生态社会学理论"提出："我们如何从字面上将生物、社会关系(如社会阶层、人种或种族，以及性别)并入我们的身体，决定了驱动健康、疾病和幸福的人口分布模式的人与物。"(Krieger，1996，p.135)

社会流行病学家、卫生保健提供者、决策者与媒体都使用发病率和死亡率来评估人群的健康水平，进行社会资源的分配。而且，与健康和疾病一样，这些流行病学比率的可靠性也受社会因素的影响。最重要的是，这些比率的差异取决于流行病学数据的收集和分析方式。例如，婴儿猝死综合征(sudden infant death syndrome,SIDS)指婴儿猝死时不满 1 岁,且死因不能用任何其他因素来解释。在有关婴儿猝死综合征的报告中,母亲是没有受过什么教育的贫穷非白人族裔的情况比较常见。生物或医学模型预测婴儿猝死综合征在社会群体间是随机分布的。非白人族群孩子的高比率可能是由于虚报——相比富裕家庭,贫困家庭常常将婴儿的死亡归咎于那些指向婴儿猝死综合征的难以解释的原因(Nam et al.,1989)。

18　　　除了虚报和漏报,社会流行病学的另一测量问题是疾病的评估方式:应依据离岗天数、求医次数、住院天数、用药量或自我评估来确定吗? 女性相比男性更易选择休假、就医,接受药物治疗,并将自己评估为病人。也就是说,由于各种原因,女性相比男性更容易发现症状,她们在妇科检查、妊娠期以及带孩子看儿科医生的过程中熟悉了医疗体系。男性从小被鼓励要坚强,因而不太可能为不严重的健康问题就医。当他们真的病了,他们更有可能住院,而不太可能得到心理支持(Moynihan,1998)。因此,根据流行病学的测量,在成年生活中,女性比男性病得更重,但这种导致女性高患病率的寻求健康的行为可能延长了女性的寿命。女性的身体并不比男性脆弱,她们只是拥有更强的自我保护的健康意识。

　　还有另一种社会流行病学问题，即导致死亡的直接和长期原因。在建立死亡和疾病的因果模型时，流行病学家试图找到一种单一的因果关系。然而，他们必须与影响个人健康的多种社会因素抗争。对一名85岁的女性来说，肺炎往往是死亡的官方原因，但长期的原因可能与肺炎一样重要。这些原因可能是营养不良、房屋破败、支持服务缺失。但在我们的生物医学世界，贫穷从来不是死亡的官方原因。

　　发病率和死亡率的统计模式——谁因什么而染病，谁在何时因什么而死亡，都是被文化和社会因素塑造的个人行为的结果。这些因素包括：干净的水和良好的食物的供应，获得医疗保健、医学知识和技术的机会，可使免受环境污染、职业性创伤，以及战争、暴力犯罪、强奸、殴打等社会危害的保护。对个人而言，复合性社会地位（性别、人种种族、社会阶层、职业和居住地）对健康的影响同个人选择的影响一样强烈。事实上，个体的行为在很大程度上受所处社会地位的限制——不是每个人都主动地选择健康风险，对某些人来说，健康风险被建构到日常生活中（Haynes et al., 2000）。在一种更广阔的社会制度层面,卫生保健专业人士的行为、医疗机构的制度,以及国家和各州政府对研究和治疗的财政支持等,显著影响着疾病和死亡的比率。

19   正如斯特普尔斯(Robert Staples,1995,p.123)所说:

> 非裔男性饱受疾病之苦。例如,非裔男性的吸毒率和酗酒率大约是白人男性的四倍。然而,就算非裔男性的糖尿病、中风和多种慢性病的患病率较高,他们也只能任由公立医院摆布,因此他们也是政府财政削减的第一批受害者。他们就医时接受的治疗更有可能不全面。(又见 Smedley et al.,2002)

由于社会因素极为错综复杂,性别因素很难被单独分离出来讨论。为了提供一些由风险性和保护性行为、环境、社会期望,以及经济和其他资源的综合作用形成的有关发病率和死亡率的性别模式的观点,我们将对生命循环中的健康行为作性别分析,即对出生、青春期与青年期、成年期、老年期和死亡的健康行为作性别分析。

分娩与降生：要钱还是要男孩？

对孕妇来说，经济资源可以决定生死。对她们的婴儿来说，在重男轻女的贫穷国家，所有的资源都流向男婴。男性和女性承担的不孕不育的生理风险相等，但对不孕女性来说，社会的歧视更加严重，生物医学的治疗也更加艰难。

分娩与婴儿期

20世纪女性预期寿命延长的一个重要因素是分娩中的疾病和死亡的减少。针对产褥感染（"产褥热"）使用抗生素和防止大出血的手术干预，使分娩造成的产妇死亡在许多国家已较为罕见。[1] 然而，由于获取产前保健和安全流产的机会不均等，以及分娩并发症治疗得不彻底，在世界许多地区，育龄女性的死亡率和发病率仍居高位（Dixon Mueller，1994；Sundari，1994）。一个严峻的公共卫生问题是，发达国家和发展中国家的孕产妇死亡率差距极大（98％的孕产妇死亡发生在发展中国家）。世界卫生组织的报告显示，在一些国家，十分之一育龄女性的死因与妊娠相关。相反，包括美国在内的绝大多数工业化国家，产妇因分

20

---

[1] 分娩中周边技术的有害作用可参见 Rothman，1986，1989。

娩死亡的平均概率仅为四千分之一。[①] 除此以外,母亲的健康状况直接影响婴儿的健康。在工业化国家,"使我们能够以最大精度来预测一个婴儿是否会胎死腹中、生病、畸形、早产,或在1岁以内夭折的先决条件,是母亲的社会经济地位。如果婴儿的母亲属于社会阶层中的弱势群体,便意味着收入低,健康状况不佳,家务和外部工作繁重,文化程度低,居住条件恶劣"(Romito & Hovelaque,1987,p.254)。

一个国家的经济资源越丰富,分配越平等,女性的健康状况就越好,她们的分娩死亡率及其婴儿在1岁以内的死亡率也越低。就生理上看,女婴在出生时更强壮,并且从青春期开始产生的雌激素具有保护性,直至她们绝经。然而,与男性相比,发达国家较长的女性预期寿命,体现了一种健康环境、更优越的医疗保健和良好营养状况的影响,显示出它们具有足够的经济资源来像养活男性和男孩一样养活女性和女孩,并给孕妇提供良好的保健(参见表2.3)。另一组关于女性平均寿命的统计数据是识字率和家庭规模。受过教育的女性为家庭收入作贡献,并走

---

① "UN Agencies Issue Joint Statement for Reducing Maternal Mortality." 1999. WHO Web site.

出家庭在公共领域中工作；她们怀孕的次数较少且时间间隔更

21

长，孕产妇死亡率也更低。

表 2.3　联合国对不同地区孕产妇死亡率的估值（1995 年）

地　　区	每 10 万出生人口中孕产妇的死亡数（人）	孕产妇的年死亡数（人）	女性一生面临的孕产死亡风险率
世界总数	400	515 000	1/75
较发达地区	21	2 800	1/2 500
较不发达地区	440	512 000	1/60
最不发达国家	1 000	230 000	1/16

　　资料来源："UN Agencies Issue Joint Statement for Reducing Maternal Mortality." 1999. WHO Web site.

　　在重视男婴的国家，贫困家庭对女婴的忽视、谋杀，以及富裕夫妇在接受产前性别测试后对女性胎儿的故意堕胎，已造成男女人口比例（男孩与女孩之比或男性与女性之比）的严重失衡（Renteln，1992）。在非洲、欧洲和北美洲，男女人口比是100：95，这是相对平衡的，因为男孩比女孩更多地出生以补偿男童较高的自然死亡率。在 20 世纪 90 年代的中国、印度、孟加拉国和西亚地区，男女人口比是 100：94，而在巴基斯坦，该比率为 100：90。基于男性人数考虑，印度应该再多30 万左右的女性人口，而中国应该再多 38 万的女性人口（Coale & Banister，1994）。

这些数字不一定反映女孩的全面贬值,更多的是人们在家庭规模受限的情况下对男孩的偏爱。以中国为例,农民觉得一个理想的家庭应育有一子一女。女儿是情感和经济的后备力量,以防儿子在父母年迈时不孝(Greenhalgh & Li,1995)。然而,有的国家政策强力劝阻那些生有一个儿子的家庭继续生育第二个孩子,并且在几乎所有情况下都禁止生育第三个孩子。因此,很多家庭都有一个或两个儿子,却没有女儿。

在印度,生育控制的官方意识形态是同等重视女儿和儿子的小家庭。现代印度妇女的官方形象是一个将家庭福利放在首位的母亲,并通过限制孩子的数量保证国家的福利。但女性承担的为人母的责任并不与性别、社会自治或重男轻女的文化偏好的减弱相匹配。因此,从印度女性主义者的角度来看,抵制避孕、秘密杀害女婴和流产女性胎儿一直存在,也就不足为奇了(Chatterjee & Riley,2001)。[①]

如果国家有计划降低或提高出生率,女性的意愿就会让位

[①] 滥用产前性别鉴定技术终止女性胎儿妊娠促使印度 1996 年的法律规定,参与性别鉴定的医生、亲属和孕妇违反法律(Sudha & Rajan,1999)。尽管有了法律和印度医学会与各宗教领袖的谴责,性别鉴定这一行为在印度和美国的印度移民中依然存在(Sachs,2001)。

于官方人口政策的利益。"妇女解放"的口号和"光荣母亲"的称号可能被利用，以引导女性支持生育更少或更多的孩子，但"凭借女性或国家或人口赢得的政治"（Greenhalgh，2001，p.851）是国家的利益而不是女性的利益。即使国家在表面上"放手"，也仍然在或微妙或公开地影响生育的决定（Meyers，2001）。

不孕不育

医学上对不孕不育的定义是，尝试妊娠一年以上而未果。虽然男性不育症似呈上升趋势，且非常难治疗，但不孕不育在生理和社会层面上仍对女性更为不利。[①]

22

化疗、溃疡和高血压的药物、酒精、大麻以及使肌肉变大的合成代谢类固醇，都会降低男性精子数。在过去 10 年中，来自 61 份课题的研究显示，充斥着有毒污染物的全球环境，正在显著降低全世界男性的精子数（Swan & Elkin，1999）。

对男性和女性来说，工作场所中很少有防止接触降低生育率的毒素的措施。护士和麻醉师暴露在辐射和强效麻醉剂的环境中，装配工在配备有潜在危害的溶剂的电子装配厂工作

---

① 参见 Abbey et al.，1991；Cooper & Glazer，1998；Sandelowski，1993；Spark，1988。

(Draper，1993)。1991 年，美国最高法院裁定，雇主不能以已经给予胎儿保护措施为由让妊娠女性从事有风险的工作。是否接受一项可能导致不孕的工作，现在取决于工人自己（包括面临精子畸形危险的男性）。政府应坚持让雇主减少所有工人与职业病相关的危险因素的接触，或为工人提供保护装置。[①] 除了职业性的相关风险，性传播疾病、营养不良和医疗保健的不足也导致了非裔美国人较高的不孕不育率，而他们不太可能有机会使用昂贵的生育技术(Nsiah-Jefferson & Hall，1989)。对所有人群来说，不孕的一个重要原因在于一种很常见的细菌性传播疾病，即青少年时期的衣原体感染。这种感染可能没有症状，因此也不会被发现和治疗(Walsh et al.，2000)。此外，进入公共领域工作和有效的避孕措施，致使许多女性决定更晚进入家庭生活，而那时生育率可能已有所下降。在美国，1975—1997 年，第一胎的育龄在30—40 岁之间的女性占比稳步上升(Ventura et al.，2000)。

由于大量不孕不育的治疗都发生在女性身上，在决定无法协商的问题时，女性拥有更多的风险和更少的谈判筹码。无论不孕的是女性还是男性，女性通常是首先寻求帮助的那一个。

---

① 更多政治和政策问题的讨论可参见 Merrick & Blank，1993。

如果她决心要与她的男性伴侣有个亲生孩子，她就必须保证他愿意在她的排卵期性交或手淫以产生新鲜的精子。在每天、每月甚至常常是许多年的重复怀孕尝试中，她还需要同情和情感支持。相反，如果她拒绝接受生育治疗，她的不育男性伴侣就丧失了在这段感情中拥有一个亲生孩子的机会。这种治疗需求上的不平衡，促生了男性不育症的性别协商动力（Lorber，1989；Lorber & Bandlamudi，1993）。

许多国家现已拥有一些辅助生殖技术（Assisted Reproductive Technologies，ART）。这些技术也许被保险计划或国家卫生服务覆盖，其中一些在部分国家则是违法的，如代孕。表 2.4 描述了这些措施及相应的成功率。

表 2.4 辅助生殖技术及其成功率

技　　术	描　　　　述	成功率
捐助授精（DI，原名"人工授精"）	通过精子银行获得的未知捐赠者的精子或男性朋友或亲戚的精子被送入阴道（宫颈内人工授精），或直接植入宫颈（子宫内输精）。新鲜或冷冻精子皆可使用。	宫腔内人工授精（IUI）妊娠率为每轮 12.4%。[1]

① Hendin et al.，2000.

续　表

技　　术	描　　　　述	成功率
卵子捐赠（也称"捐卵"）	女性捐赠者借助药物刺激产生卵子。这些卵子在排卵期被收获并与男性伴侣或捐赠者的精子进行受精。受精卵在发育成胚胎后，被植入收养者的子宫。患有卵巢早衰的女性（40 岁以下）或绝经前期的女性（40 岁，停经前 5—10 年）通常使用卵子捐赠。	妊娠率的变化取决于受孕者的年龄。
体外受精（IVF）	用激素增加卵子的产生。卵子被移除并在培养皿中受精。配子将被温育一两天直到所得细胞分裂成一个可植入女性子宫的胚胎。①	根据美国疾病预防控制中心 1998 年实施的对 360 间辅助生殖技术诊所的调查，成功率为 24.9%。②
内单精子注射(ICSI)	单一活性精子细胞被直接注射进一个已手术切除卵母的细胞，由此得到的胚胎被植入女性的身体。内单精子注射使以前低生育力或不育男性自己的生物配子能参与生育繁殖。	临床妊娠率为 31.6%—36.8%。③
胚胎收养	将创造好的胚胎植入并孕育在另一女性的子宫内。妊娠妈妈被认定为亲生母亲。如果收养方为异性夫妇，认定为父亲的通常不是捐精者。	
代孕	一名女性为另一名女性孕育胎儿。胎儿可能与收养家族的成员有生物关联，也可能没有。辅助生殖技术可能或不会被用于卵母受精。	

---

① Fredericks，Paulson & Decherney，1987.

② "Assisted Reproductive Technology Success Rates." National Summary and Fertility Clinics Reports，1998 and 2000. CDC Web site.

③ Cayan et al.，2001.

对女性来说，即使治疗失败也愿意重复接受不孕治疗，可能是一个理性的决定，因为家庭、媒体和医疗系统都倾向让女性接受治疗（Koch, 1990）。女性通过接受不孕治疗，向她的伴侣和家庭成员证明自己已为能与男性伴侣有一个亲生孩子作了一切努力。卵子和精子的捐赠与胚胎培养，也让单身女性、女同性恋伴侣和老年女性拥有她们"自己的"孩子成为现实。[①]目前还不能证明不孕治疗是否会伤害身体，但其带来的社会层面和心理层面的创伤是一定的。此外，不孕治疗需要付出高昂的身体代价、情感代价和经济代价，对女性而言更是如此。

青春期与青年期：积极的和消极的社会压力

青少年和青年人面临着威胁他们健康的特殊风险，以及所处环境和同辈压力导致的风险，如怀孕和饮食失调。在美国的所有群体中，贫穷有色人种年轻人的生命最濒危，面临着一系列生理和情感的创伤。

---

① 女同性恋伴侣采用辅助生殖技术确保两位女性都与孩子存在生物关联。其中一位女性的卵子与精子捐赠者的精子受精，另一位女性负责妊娠和分娩（Sourbut, 1997, p.158）。

少女怀孕

月经初潮后不久就怀孕在所有社会中都很常见,但在高度工业化的社会中,少女妊娠被认为是一个社会和政治问题。从健康角度来看,妊娠对发育期女孩的身体来说存在不利影响,她们的孩子也存在早产和出生体重低的危险。从社会角度来看,为什么十几岁的男孩和女孩想要孩子,以及那些怀孕的女孩以后会遭遇什么都是问题。对于十几岁的少女妈妈,因生育陷入贫困的风险是一项重大的社会问题。

数据显示,美国各种族未成年怀孕人群中,非裔和拉美裔是白人的两倍。这些差异源于多重因素,包括避孕措施的采用、初次性行为的年龄,以及其后性行为的次数(Ventura et al., 2000)。过去十年中,美国青少年生育率持续下降,15—17 岁青少年的生育率在 1990—1998 年间下降了 21.4%。[①] 其中,同龄人群中,非裔青少年生育率下降 32.1%,幅度最大;拉美裔青少年生育率下降 11.8%,幅度最小。拉美文化对未婚怀孕的态度有时是矛盾的,它谴责没有婚姻前提的性行为,同时又重视孩子的生命。在许多文化中,年轻男子对父亲身份的尊崇,以及他们

---

① National Vital Health Statistics Reports. 2000. CDC Web site.

做一个好父亲、好丈夫的决心，也会使未成年少女很难选择节育或流产（Anderson，1989；Marsiglio，1988）。

随着社会潮流的发展，如有性经验的青少年采用更有效的避孕措施，美国未成年怀孕率也开始下降。高中女生参与体育竞技活动也有益于降低未成年人的怀孕率（Sabo et al.，1999）。日益改善的关于女性参与运动的平等化观念以及为此筹集的资金，使得年轻女性能够越来越多地在运动竞技场上寻找自尊（Dworkin & Messner，1999）。[①] 总体而言，在把性教育作为学校课程的一部分，普及避孕措施并在怀孕早期能够及时流产的地区，未成年怀孕率均有所降低（Jones & Forrest，1985）。

濒危人种

即使是怀孕的年轻女性，也不及某些种族的年轻男性更易早夭。出于多重风险因素，居住在恶劣环境中的年轻非裔美国男性最容易在成年前就离开人世。在 1998 年，美国 5—44 岁个体的首要死因是以机动车交通事故为主的意外事故。[②] 然而，同年，对 15—24 岁的年轻非裔美国男性来说，首要死因却是谋

[①] 体育竞技活动降低了妊娠的易伤性，减少了性传播疾病，但提高了创伤性损伤的风险，如膝关节韧带撕裂，女孩尤其如此（Longman，2001）。

[②] National Vital Health Statistics Reports. 2000. CDC Web site.

杀。谋杀、自杀、意外事故导致的 20 世纪 90 年代非裔美国男性早夭的趋势,使得他们被称为"濒危人种"(Gibbs, 1988; Staples, 1995)。

非裔男性犯罪导致监狱系统中非裔男性人口比例过高。1999 年,非裔男性罪犯数占美国监狱人口总数的 45.7%。监狱里存在严重的健康问题,包括外伤、强奸、艾滋病、肺结核、肝炎以及心理疾病。众所周知,强奸在监狱里常有发生,但社会流行病学家很难统计它的发生率。囚犯的权利通常不受重视,正如全美一半的地区并不统计监狱里的强奸案数据。缺少阻止强奸和吸毒的手段,以及缺乏对潜伏性感染的治疗,进而导致男性囚犯的健康危机。监禁环境中艾滋病和肝炎的发病率相比非监禁环境更高(Kantor, 1998; Rhode, 2001)。

年轻男性的"风险偏好"已被归结于社会生物学因素(Wilson & Daly, 1985),但更可信的解释是危险的诱惑、异性恋取向和男子气概的展示,以及非裔男性对未来的绝望(Staples, 1995)。与同性发生性行为的非裔美国男性,不太可能被鉴定为同性恋或承认自己是同性恋。这类人群具有的社会耻辱感使得艾滋病的防治措施在这一人群中更加难以普及（Kennamer et al.，2000）。艾滋病在非裔和拉丁裔美国人，尤其是静脉吸毒人群中的发生率很高，与艾滋病相关的疾病和死亡会发生在晚些时候，即 29—41 岁之间（Kranczer，1995）。另一个风险因素是，穷人和工人阶级家庭的男孩子为了获得更高等的教育，常常会参与对抗性体育（Messner，1992）。那些极少数能够继续做职业运动员的，只有几年时间去获取成功，而且他们无法承担因伤退出的后果。运动伤害及多次的矫形手术会对身体造成很大的损伤。在美国，受伤、酗酒、药物滥用、肥胖、心脏病等使职业橄榄球运动员的预期寿命减少了 15 年（Messner，1992，p.71）。

保持好体形

厌食症（自行绝食）和暴食症（暴饮暴食并引起呕吐）都是迎合西方文化中的审美标准和保持好身材的极端减肥方法（Bordo，1993；Brumberg，1997；Gremillion，2002）。进食障碍很难恢复，甚至可能导致住院或死亡（Ben-Tovim et al.，2001）。

除非她们很好地规避了健康风险，否则那些对自己身材不满意的中产阶级白人年轻女大学生很容易患上进食障碍

27

(Cooly & Toray,2001)。① 不同文化对女性的审美标准或是纤瘦或是强健(Miller & Pumariega,2001)。对异性恋和同性恋女性的比较研究,强调了有关强制性异性恋(compulsory heterosexuality)②和女性气质的观点的现实意义。异性恋女性受制于舆论的压力以及她们生命中重要男性的偏好而保持纤瘦的身材,以显示自身的性吸引力。然而,女同性恋者的审美并不受男性审美的影响,她们的体重比同等条件的异性恋女性要重,她们更满意自己的身材,并且不太容易出现进食障碍(Herzog et al.,1992)。

男女大学生运动员因为要节食以保持一定的体重,所以很容易患厌食症和暴食症(Andersen,1990;Black,1991)。一项针对15项大学体育运动中695名运动员的调查发现,1.6%的男性和4.2%的女性表现出符合美国精神病学会关于厌食症判定标准的症状;14.2%的男性和39.2%的女性表现出符合暴食症判定标准的症状(Burckes-Miller & Black,1991)。运

---

① 根据《精神障碍诊断与统计手册(第四版)》(DSM-IV),超过90%的厌食症患者为女性。
② 强制性异性恋指将男女之间的关系视作唯一正确的性关系的观点。——译者注

动员严格控制体重并不是为了迎合审美，而是迫于比赛竞争的压力，以符合各类体重要求，提升速度和高度，以及在比赛中能够发挥自如。进食障碍在这里属于一种职业性危害，不仅年轻运动员，如职业体操运动员、花样滑冰运动员、赛跑运动员、游泳运动员、摔跤运动员会遇到，舞者、模特、赛马师、健身教练也会遇到。

成年男性和男孩子也有理想化的身材形象，这些形象受童年时期的玩具（如超人、动作片人物形象）以及体育娱乐行业（如世界摔跤联盟）的刺激形成（Pope et al., 2000）。要想获得这类理想的男性体格，或许需要一些不健康的实践操作。从1991年开始，美国十年级男生滥用合成代谢类固醇（促进骨骼肌生成的合成物）的人数逐年增多。[1] 运动队医生经常性地给运动员注射止痛药和可的松（cortisone），使受伤的运动员能够带伤参赛，同时向他们提供安非他命以提高赛场表现水平，并用类固醇增肌。

尽管类固醇会使女性男性化、男性女性化，但仍被现役男

---

[1] "Anabolic Steroid Abuse." National Institute on Drug Abuse Research Report. 2000. NIDA Web site.

女健美运动员广泛使用(Fussell,1993；Mansfield & Mcginn,1993)。滥用类固醇会产生一些生理副作用,如脱发、阳痿、不孕症、心脏病和肝肾损伤。

28

成年期：健康是出于选择还是迫于环境？

成年人的许多危害健康的行为,如喝酒、抽烟,看起来好像是一种个人选择,但仔细观察可以发现,这实际上是深受性别、种族、经济阶层等社会因素共同塑造的大环境影响的与健康相关的行为。

一项针对纽约州4 099位白人男女和888位非裔男女居民的调查发现,非裔女性最容易戒酒(Barr et al.,1993)。在这项调查中,非裔男性比白人男性更易戒酒,但他们也是这四类人群里最容易成为酒鬼的。一项依照性别分类的饮酒调查显示,任何种族的女性喝起酒来都相较男性不易喝醉或失控而做出不符合女性形象的言行举止(Robbins & Martin,1993)。如果将经济状况纳入分析因素,最贫穷、受教育程度最低的非裔男性有更高比例出现酗酒、吸毒以及酗酒引发的问题,如意外事故,与警方、老板、同事、家庭成员产生纠纷。因此,他们更易患高血压，尤其是在他们还吸烟的情况下，更易因冠心病而早逝（Staples，1995）。

男性和女性在使用合法与非法药品方面存在很大差异。1992—1997年，女性定期使用可卡因的情况增加，而男性对可卡因的使用略有减少。[1] 大量报道显示，多数因酗酒或其他药物问题就医的女性经历过家庭暴力和药物滥用，童年时遭受过虐待。[2] 然而，当女性真的希望治疗药物成瘾时，却常常受阻。很多诊所并不提供儿童看护服务，并且许多住院治疗的方案并不接收带孩子的女性（Bretbart et al.，1994）。

医生开镇静剂和安眠药的患者中，女性是男性的两倍多，而当男性感到压力很大时，获得这些药物的途径通常是他们的妻子、姐妹或者（女性）朋友（Ettorre & Riska，1995）。面临同样的症状时，不管是男性还是女性内科医生，开这些药给女性患者要多于男性患者，而且男性内科医生更倾向于这么做（Taggart et al.，1993）。女性对这些合法药品的过度依赖比男

---

[1] "Preliminary Results from the 1997 National Household Survey on Drug Abuse." 1998. Substance Abuse and Mental Health Services Administration (SAMHSA)Web site.

[2] "Substance Abuse Treatment and Domestic Violence." 1997. SAMHSA Web site.

性更严重(Pincus et al.,1998)。埃托雷(Elizabeth Ettorre)和里斯卡(Elianne Riska)提出,不论是依据性别分类的药品使用模式还是医生开药的模式,都反映出一种无力感:给因扮演妻子、母亲和上班族三重角色而感到压力大的女性开镇静剂能缓解症状,却不能根除病因,女性内科医生能更清楚地认识到这一点(Ettore & Riska,1995)。男性遇上棘手的社会状况时,他们会向认识的富有同情心的女性寻求镇静剂,而不是去找男性内科医生,他们似乎难以接受同性地位的变化。

在劳动者中,社会地位低下的男性的杀人率要高一些,与此相反,受过教育的女性的杀人率更高。一个跨越18个工业化国家的纵向比较发现,1950—1985年,随着女性传统角色的转变,她们更易被谋杀(Gartner,1990)。作者指出,尽管投身家庭的主妇有可能受到丈夫和其他男性亲戚的施暴,但外出工作的女性,尤其是从事非传统岗位的独居女性,更容易被熟人和陌生人杀害。

工作与家庭: 保护与威胁

工作与家庭是能同时给男性和女性的身心健康带来积极与

消极作用的复变量。两者都是获取社会支持的竞技场，而社会支持对健康有益；两者有时也是含有影响生理和情绪的不利因素的危险环境（Chavkin，1984）。

工作—家庭需求和酬劳

尽管在家庭以外拥有一份有偿工作通常能改善女性的身心健康，但工作对身体的危害对女性和男性而言是一样的。1998年，163名女性在工作时被谋杀，他杀成为职业女性受伤和死亡的首要原因（也是男性受伤和死亡的第二大原因）。[①] 许多女性的工作性质同男性一样有身体上的危险（Messing，1997）。例如，在医院里，护士直接接触传染病、辐射和危险化学品。家庭也可能成为一个充斥有毒化学物质和潜在过敏原的危险工作环境。

工作与家庭都能给男性和女性带来很大的心理压力，工作与家庭带来的压力也会相互交织。在双职工家庭中，女性通常抱怨要"两班倒"——拿薪水的工作和无偿的家务，而男性反而觉得被要求做了许多在传统婚姻中不需要做的事情（Glass &

30

①　"Census of Fatal Occupational Injuries." 1998. U.S. Department of Labor Web site.

Fujimoto,1994)。然而,婚姻延长了男性和女性的生命,不过是以不同的方式:"'他'的婚姻似乎由稳定的生活组成,得益于他妻子的勤劳苦干和有效的家务管理技巧,他的生活质量也提高了。'她'的婚姻似乎为她提供了良好的财务保障,看起来幸福安康。"(Lillard & Waite,1996,p.1154)

很难证明工作和家庭的压力、角色冲突、沮丧和负面情绪的影响是否与更易生病相关,如压力与心脏病之间的关系并未得到证实(Waldron,1995)。但是,有些"坚强的个性"在重压下反而茁壮成长(Ouellette,1993)。一份对 1 473 位非裔和 1 301 位白人展开的组合角色效应(工作、婚姻和母亲)抽样调查发现,工作对降低血压的重大作用仅适用于受过教育的非裔女性(Orden et al.,1995)。对于白人女性,结婚会使她们的血压升高,但"母亲"这个角色会使血压降低,单亲妈妈也是如此。

家庭中的暴力

家庭不仅是一个可能带来环境性危害和压力的场所,而且可能是施暴甚至是谋杀的场合。众所周知被严重低估的是,源于家庭成员的身体侵犯和性侵犯危害了世界范围内上百万女性。根据世界卫生组织的报道,10%—50%的女性在一生中受到过来自亲密伴侣的身体袭击。①

那些认定男子气概依赖其主导地位却缺乏经济地位来支撑这一主导地位的男性，更容易在心理上或生理上虐待他们所爱的女人，而且通常两者皆有。普塔塞克（James Ptacek）在一次咨询服务节目中访问了 18 位施暴的丈夫，发现他们认为自己有殴打妻子的权利。"他们会给妻子找茬，例如，不擅长做饭，没有在性生活中好好配合，没有表现得恭敬顺从……不知道何时应该安静下来，不够忠诚。总之，就是不足以称她为一个'好妻子'。"(Ptacek，1988，p.147)殴打妻子在大多数地方曾被认可。即使是现在，在有"男人拥有掌控妻子的权利"这一意识形态的地方，殴打妻子仍会得到宽恕。急诊室医护人员对受虐女性的回答表明，他们中的许多人也持模棱两可的态度(Warshaw，1996)。

老年期：女性寿命更长，但并未活得更好

31

发达社会中，各种族女性的寿命普遍比男性长，虽然看上去其中生理因素的主导作用大于社会因素，但女性老年时期的生活质量并不高——贫困和社会支持的匮乏是造成这种境况的主

---

① "Violence against Women." 2000. WHO Web site.

要原因。

因性别不同,男性和女性在老年时期面临的健康风险有所区别。男性年纪越大,前列腺癌的患病率越高,而且非裔男性的患病概率更大(Weitz,1996,pp.53 - 55)。虽然前列腺癌可以通过手术和化疗来治疗,但这些方法都有副作用,如阳痿和尿失禁。女性则会在绝经后面临骨脆性增加以及罹患心脏病的风险。除了这些与性别有关的生理风险,社会因素也会使男性与女性在衰老和死亡的过程中产生不同的表现。由于预期寿命较长,工业化国家的许多女性会比她们的丈夫或男性伴侣活得更久。这导致年老的女性可以照顾她们患有绝症的男性伴侣,而她们自己生病时或许无人照料。① 患者出院后的康复期,需要有人帮助他们服药、注射,给伤口换药(Glazer,1990)。即使雇佣家庭护工,也需要有人监督和临时替代。这里所说的人通常指妻子或其他女性亲属,而这些人在护理期间也通常会遭遇自身身心健康状况变差(Marks,1998)。

对很多上了年纪的女性来说,女儿或儿媳可以帮助她们购物、管理家务、付钱。但谁来照顾那些年迈的没有子女的遗孀,

---

① 一项研究显示,那些病重并需要照顾的妻子更容易离婚。

还有那些从未结婚的女性呢（Wu & Pollanrd, 1998）？与同龄男性相比，85岁以上的女性更可能遭遇贫穷，与亲属一起生活或寄居养老院（Longino, 1988）。因此，对许多女性来说，长寿的优势可能根本就不是优势。

死亡期：死亡延迟的性别差异

社会因素和生理因素共同作用的地区会出现"死亡延迟"（death dips）现象。据统计，重大社会活动的前几周或前几天，预期死亡率会出现下降，而重大社会活动后的一到两周会出现死亡率上升。由于这些社会活动的意义具有性别区分，因此我们也会认为这种死亡率的下降也有性别之分。事实确实如此。

32

20世纪70年代，菲利普斯（David Phillips）及其同事记录了一个有趣的流行病学统计数据——大多数名人不会在生日前一个月死亡，而在生日后一个月死亡的可能性更大。他认为，名人为了能参与公共的生日庆祝活动而推迟了死亡。他查阅官方死亡日期表后发现，普通人也会将死亡推迟到重大社会活动之后，如美国的总统选举，犹太人的赎罪日（最神圣的一天）、逾越节（庆祝脱离埃及奴役）（Phillips & Feldman, 1973; Phillips &

King,1988)。

这项研究及其后续研究表明,重大宗教节日前后的死亡率下降现象有性别之分,因为这些节日对男性和女性的意义不同。有宗教信仰的男性会把死亡推迟到与礼节仪式有关的重大节日之后,而女性会把死亡推迟到与家庭庆典有关的重大节日之后。

例如,逾越节的死亡率下降现象只发生在男性中。1966—1984年,逾越节后一周内,加利福尼亚拥有典型犹太名的白人男性的死亡率上升25.8%,而女性的死亡率在逾越节前后没有差异(Phillips & King,1988)。尽管逾越节是一个与家庭有关的节日,但逾越节的家宴由男性主导,女性只负责烹饪和上菜。对不同人群的死亡率进行统计分析后可以发现,所有重大的犹太节日都遵循相同的性别模式(Idler & Kasl,1992)。犹太女性的死亡模式类似无宗教信仰的犹太人——她们更可能在重大节日前死亡,而犹太男性和有宗教信仰的犹太人更可能在重大节日后一个月死亡(Idler & Kasl,1992,表4)。[①] 对此,这些研究者的解释是,与犹太女性相比,犹太男性把参与宗教仪式作为生

---

① 伊德勒(E. L. Idler)和卡斯尔(S. V. Kasl)并未划分可观测和不可观测的性别化数据。

活的中心，而且在传统犹太教中，女性往往被排除在宗教领导群体之外。

天主教和新教的非裔和白人教徒与上述犹太教徒的模式相反——女性与男性、有信仰与无信仰的人都会把死亡推迟到圣诞节和复活节之后（Idler & Kasl, 1992, 表 3）。事实上，女性更有可能把死亡推迟到这些节日之后，因为这些节日往往以家庭为中心，而不是纯粹的宗教庆祝活动。一项研究对 1966—1986 年间死亡的 60 000 名芬兰人进行了分析，发现只有女性会把死亡推迟到圣诞节后，因为年长女性需要在这个以家庭为中心的节日烹制庆祝宴（Reunanen, 1993）。① 类似的性别差异现象也发生在中国的中秋节前后，75 岁以上的女性在中秋节前一周的死亡率比研究选取的其他 6 个月的死亡率都要低（Phillips & Smith, 1990）。老年女性在中秋节居于核心地位，家庭中的年长女性会指导女儿和儿媳准备丰盛的晚餐。然而，中国男性中并未出现这种死亡率的变化。

患有脑血管疾病和心脏疾病的中国女性，以及患有这些疾病

33

---

① 我们感谢里斯卡带来的这份引人关注的文件，以及向我们提供的描述芬兰圣诞习俗的英文摘要。

和恶性肿瘤的犹太男性,在重大宗教节日前后一周的预期死亡率的下降和上升,已经得到记录(Phillips & Smith, 1990)。这种社会信仰带来的身心和性别上的影响在一部分美籍华人中更加明显。这部分美籍华人出生于中国(古代)占星术认为的命数不好的年份,而这些人在本命年会患病(Phillips et al., 1993)。他们的平均死亡年龄几乎比非华人和命数好的患者小两岁。命数不好的患病女性比同等条件的男性寿命短。作者推测,造成这种性别模式的原因是美籍华裔女性的传统观念更强。然而,研究人员认为,造成这种差异的关键因素是行为和信仰。"命数不好的患者可能会拒绝改变不健康的生活习惯,因为他们相信自己的死亡是不可避免的,于是他们的寿命就相应地缩短了。例如,土命的癌症患者不太可能戒烟,火命的心脏病患者不太可能改变他们的饮食习惯或锻炼习惯。"(Phillips et al., 1993, p.1144)社会流行病学家该如何对这些早逝进行分类呢? 早逝的原因是个人行为、文化信仰、社会实践、性别、种族认同、社会地位吗? 或者是以上所有吗?

小结

基本的流行病学统计,如预期寿命、死亡原因、疾病,反映了一个社会的经济资源、种族主义制度的水平、女性和男性以及女孩和男孩的社会地位。

现代发达社会中，女性预期寿命的延长在很大程度上取决于妊娠和分娩期间获得的医疗保健。青少年时期的生育往往会导致早产，而且会造成新生儿患有营养不良引发的身体发育不完全，这种现象的出现与贫困、产前护理缺乏、社会支持匮乏等因素密切相关。如果朋友和家人能在孕期提供更多的关心和呵护，那么结果可能是婴儿和母亲在身心上都很健康。

危险的工作环境与首次怀孕过晚会影响胎儿的发育和精子的产生，并可能导致男性与女性的不孕不育。然而，女性因为面临社会歧视和治疗方面的缺陷，承受的压力比男性大得多。辅助生殖技术的不断创新可以帮助年龄较大且有经济条件的女性怀孕。

从现有数据中可以看出，非裔和拉美裔美国青少年（男性和女性）更容易面临健康状况不佳与早逝，因为他们生活在危险的社会环境中。但比起男孩和年轻男性，女孩和年轻女性不太可能有危害健康的行为。美国内陆城市中，大多数年轻的非裔和拉美裔美国人都处在复杂的社会环境中，加上这些年轻人本身不顾危险的行为，他们会在成年前死于谋杀罪、自杀和意外事故，而成年后的他们大多死于艾滋病。较高的入狱比率也使许多地位低下的年轻人面临着健康风险。

在成年时期，经济因素对不同种族男性和女性的健康风险有不同影响——地位低下的贫穷男性更容易遭遇职业创伤，也更容易杀人；地位低下的贫穷女性更容易在贫困中生育和抚养孩子。对所有成年人来说，虽然用于锻炼的时间和购买营养食品的金钱可能是健康生活方式的重要情境障碍，但抽烟、喝酒、吸毒、缺乏锻炼、不健康的饮食，都是与健康有关的行为，而这些行为是可受个人控制的。此外，同辈群体与家庭在社交、心理和经济上的支持也会影响个人的健康行为。这些支持既可能是有害的，也可能是有利的，它们的影响具有性别之分。大学里的同辈群体会助长男性饮酒，也会助长女性过度节食。

相较于男性，女性在平衡工作和家庭的责任时面临的压力更大，但工作有利于男性和女性的身心健康。工作既能帮助人们获得收入，又能帮助人们扩大社交圈。无法控制工作环境的人会有更大的压力，因此比起职位高的人，从事低级工作的人和中层管理人员可能更容易患上抑郁症和身心失调。弱势种族的

35

男性与所有种族的女性都很难获得工作的自由和自主权。然而，压力并不总是有害于健康，有些人可以在压力中变得更强大。

家庭也是暴力的场所，大多数女性遭受的虐待来自她们的丈夫或情人。女性很少做出反击，因为一旦她们做出反击，便会受到变本加厉的虐待，甚至会被杀害。医疗体系不会过多地干预这种暴力行为，即使是受重伤的女性出现在急诊室。

同出生一样，衰老和死亡是一种有性别之分的社会现象。预期寿命和死亡时间受许多社会因素和生理因素的影响。老人长寿且老年生活质量高，除了需要获得医疗护理，有人负责家庭护理同样重要。在这一时期，男性更容易得到女性的照顾，而女性得到男性照顾的可能性较小。

"死亡延迟"现象——慢性病或绝症患者会将死亡推迟到重大活动之后，如生日、全国大选、宗教节日。这表明社会和心理方面的影响力比生理方面的影响力更强大。性别对不同群体中的男性和女性的影响在这些具有变量意义的重大活动中表现得十分显著。

总之，从生命的开始到生命的结束，人类经历的出生和死亡、伤残和疾病是渗透在整个社会环境中的。因为性别是社会生活的一个重要组成部分，所以，正如我们所见，女性与男性在疾病和健康方面的经历存在差异。他们富裕、贫穷、死亡时的境况相去甚远。

医疗保健的等级划分：病患、医疗专业人员与性别

我真的不知道非裔和女性的涌入是否会从根本上改变医学界。我认为医学教育的方法有时是想要你去填补一个角色空缺,而遵从这一角色的压力非常大。整体来说就是,如果你与众不同,你就会被排斥,你会觉得你知道得并不多。现在,这种局面已经有一些变化,但我不知道这种变化会扩展到何种程度。(Gamble,1982,p.258)

大多数人认为,医学是一种男性职业,但西方医药业的大部分专业医护人员是女性。[①] 在过去30年中,美国和欧洲进入医学院的

---

① 根据美国国家劳工统计局1999年1月发布的劳工数据,美国医疗保健工作人员中,女性占比几乎达80％。

女性人数在增多。在美国,44％的医学生和23％的医生是女性。[1] 在芬兰,49％的在职医生为女性;在瑞典,这一比率为38％;在丹麦,这一比率为35％;而在挪威,这一比率为28％。[2] 尽管女性职业医生的人数不断增加,但这一行业仍没有"女性化",而是依然保有某种程度上的性别隔离和性别分层。男医生往往专注于更具魅力(和拥有更好报酬)的领域,如脑外科、心脏疾病、整形外科、体育和航天医学;女医生则专注于基础护理——家庭医疗、儿科、妇产科、皮肤科、眼科——那些必需但有时会变得常规化的工作。

38　　由于很多女医生与其他女性卫生保健专业人士在诊所和初级保健实践中共同工作,患者越来越趋向于将卫生保健提供者想象为一位女性(Coulter et al.,2000)。在本章中,我们将着眼于卫生保健专业人士中等级结构的变化和延续,以及女医生人数的不断增加对医疗保健输送的影响。

医疗保健提供者的等级划分

在医学院校和研究中心的最高层,女医生的人数与其他行

---

[1]　美国女医生的相关数据来自美国医学会网站的医学界女性数据源。

[2]　北欧医学会网站1999年的数据。

业相比数目不足。在美国，近几年来，相比男性，更多的女性进入了医药学术界，但在职业阶梯的攀爬过程中，她们的"输送管"泄漏严重（Nonnemaker，2000）。她们不会以与男医生同等的速率晋升。因为女医生仍面临着性别歧视，并且缺乏有效的指导，即使她们不负有任何家庭义务，也鲜少成为部门总管或研究中心主要负责人（Yedidia & Bickel，2001）。在 1998 年，美国 119 位医学院院长中只有 6 位是女性，而作为协理和助理院长的女性比例较高一些。然而，还有 3 所医学院在任何层级上都没有女院长。[1]

美国医学界的不均衡也存在于不同种族和民族团体中。[2] 1999—2000 年，非裔美国女医学生多于非裔美国男医学生——3 188：2 000，但亚洲或太平洋岛民男学生比同种族的女学生多——7 138：5 580。这是美国医学院中两个最大的非留学生非白人群体。相比 1997 年医学生中占比 8％的非裔美国人和占比 19％的亚裔，在所有教授中，只有 1％的非裔美国人和

---

[1] 美国女医生的相关数据来自美国医学会网站的医学界女性数据源。
[2] 数据来自美国医学会网站的少数民族医生数据源。

6％的亚裔。有关所有医生的种族和民族分类的数据非常匮乏。[1]

牙科医学和药学是两个主要的平行卫生保健专业。美国女牙医的人数自 1987 年以来增加了一倍,从约 11 000 名增加到今天的 22 000 名之多,占据 40 岁以下牙医总数的 28％。[2] 目前,美国 19％的牙医是女性,但她们仅占在职牙医的 31％。大多数男牙医采取私人执业方式。仅有 4％的男牙医专攻儿童牙科。尽管男性和女性牙医的特点有相似之处,但在收入和牙科学校的教学排名上,性别差异很大。一项就全科医生中女性和男性牙医的比较表明,男牙医的年收入比女牙医多约 26 000 美元(Brown & Lazar,1998)。自 1990 年以来,牙科学校的女毕业生占比为 35％—38％;1997 年女教师占全体教师的比率为21.8％,其中 6％为全职教授,而男教师中全职教师的比率为 22％(AADS,1997)。因此,牙科在美国仍是一种男性职业,这不同于许多欧洲国家,在那里,牙科被认为是女

---

[1] 截至 1998 年底,美国医学会已拥有 60％的医生的民族、种族数据,以及 51％的美国女医生的数据。

[2] 女牙医的数据来自美国女性牙科协会网站、美国牙科协会网站、芝加哥牙科学会网站、劳工部女性劳工局网站。

性职业。

在美国和加拿大，超过一半的药剂师是女性。在许多欧洲国家，药剂师都是一种女性职业。在北美地区，女药剂师主要在医院或连锁药店工作，男性则是老板或药店经理。一位加拿大口腔医学模式的研究报告的作者感到，药学并不是女性职业，但它在实践场所中确实是一个性别隔离严重的职业（Tanner & Cockerill，1996）。然而，在1999年的美国，非传统女性职业中，与工人同获最高平均周薪（1 105美元）的是药剂师。她们比女性律师、电气和电子工程师、计算机系统分析师、科学家、大学和学院教师以及理疗师赚得都多。[1]

在美国，护理是最大的女性职业，有20 000名注册护士。大多数护士在医院工作，在那里他们拥有越来越多的自主权，但最终还是得服从医生的命令。[2] 他们的薪金范围是30 000—60 000美元，视地区而定。护士从业者私人执业或在诊所工作，他们从事多项检查、疫苗接种，以及其他轻微疾病和伤口的基础护理与检验。此外，他们还拥有处方权。其他拥有高级学位的

---

[1]　劳工部女性劳工局网站：女性就业最多的20种职业，2000年年平均数。

[2]　美国护士的数据来自美国护士协会网站，数据基于1992年和1996年的调查。

护士包括认证麻醉师护士和认证助产士。美国的护士以种族和阶级为依据分裂开来(Glazer,1991)。那些从事管理、教学和科研的是受过大学教育的护士,主要以白人为主;持有执照的实习护士和业务助手往往是工薪阶层的有色人种妇女。看护助手、后勤人员和服务人员的数量近 200 万,他们中的 90％是女性,这些女性中的许多来自弱势群体和近期移民。2000 年,她们的平均周薪通常为 333 美元,而从事同样工作的男性所得比女性多 12％。[①]

过去几年中,美国注册护士短缺,而初级学士学位课程的学生入学率下降。[②] 与此同时,高级护理学位和证书课程的学生入学率进一步提高。鉴于女性在医疗和其他职业学校的机会增多,以及医院中护理岗位的结构性从属地位,这些趋势的出现并不奇怪。

这些性别和种族化的医疗保健等级结构塑造了患者与专业人士之间的遭遇。

---

① 截至 1998 年底,美国医学会已拥有 60％的医生的民族、种族数据,以及 51％的美国女医生的数据。

② 数据来自美国护理学院网站上的美国护理学院协会 2000 年年度调查总结。

护士：医生的女仆或合作伙伴？

护理从古至今都是一种女性职业。在过去，女性一直在家中照顾病患，但自从19世纪末南丁格尔（Florence Nightingale）在克里米亚战争期间创建了作为医疗处理一部分的护理工作，女性开始在医院和其他医疗机构中参与实际的护理实践。[①] 男护士和医师助理（一种由军医衍化的职业）也有，但人数不多。专业护理之所以对男性来说缺乏吸引力，部分是因为受到护理工作历史的影响。南丁格尔赢得医生们的认可，是因为她将专业护理事业明确为"护士是'医生的手'并只能在医生的命令下行事"。她在欧洲开设的学校是为有教养的"淑女"——想拥有一份上流社会的职业生涯的中产阶级女性设立的。直到今天，在英国，护士仍像修女那样被称为"姐妹"，而护士长被称为"嬷嬷"。

在美国，护士学校是贫困女性可以得到食宿和培训的地方（Ashley，1976；Melosh，1982）。护士学校是与医院捆绑的——那些非裔学生将去往非裔医生运营的医院服务非裔患者

---

① 南丁格尔之后的护理历史，参见 Ashley，1976；Hine，1989；Melosh，1982；Reverby，1987。

(Hine,1989)。作为学生的护士为与他们学校捆绑的医院提供免费劳动力,而当他们被送去做家庭护理时,他们的工资就流向了学校。这样一来,在毕业时,无论是在医院还是作为住家私人护士,他们往往都找不到工作。通往工会组织和良好薪水的路是漫长而艰难的(Sexton,1982)。如今,当医院因削减保险金而收入变少时,护理人员往往是最先被裁员的。在人员短缺之后,众多护士组成临时工和兼职人员的国际流动大军。

南丁格尔通过将生物医学、卫生和实际的床边照顾实践集合为一门学科,成功地将护理升级并专业化。护士做的一切都是医学上的治疗。20世纪中叶,当人们发现住院患者的情绪和社交状况对他们的恢复存在影响时,温暖的爱护和关怀(tender loving care,TLC)也被纳入护理实践。从理论上来说,护士是患者的"妈妈",就像医生是患者的"爸爸",他们对患者这个"孩子"负有同样的责任。然而,护士的工作实际上是执行医生关于药物处理、连接和看管机器以及检测生命体征等的命令(Strauss et al.,1985)。若患者得到任何有关情感需求的关照,也往往来自在最底层工作的女性,如护工和家庭护理人员,她们是最廉价的健康护理工作者(Diamond,1992)。

男护士们的导师鼓励他们谋求权力职位,因为对一个男人来说,不谋求监督管理职位的晋升被认为是不合理的。他们就在"玻璃扶梯"上,不管是否有志于此都会向上发展(Williams,1992)。但有时他们会在更高层次遭遇玻璃天花板。护理领域的女性领导太显眼了,以至于男护士们难以取代她们。

无论男性或女性,管理人员或床边护理员,护士在西方医院的职位结构中都是医生的属下,即便在他们作为一个团队工作时也是如此。护士的培训和实践的重点应为护理(相对地,医生的重点在于治疗),这"模糊了医学与社会、生理与心理之间的区别"(Fisher,1995,p.10)。不幸的是,社会性情绪护理在医学优先权中的地位不高。医生的观点是"医学之音",而患者用"生活世界之音"进行交谈。这些声音代表着"医学界的科技设想和日常生活的自然态度"(Mishler,1984,p.14)。要全面理解一种疾病,这两种意见都需要听取。但除了那些用药医生的意见,医学权威的声音常常优先于参与治疗的患者所经历的"生活世界之音"。

随着女医生的增多,这一观点转变了吗?

性别与医生的实践风格

医患关系是互动性的，但医生常常决定了治疗氛围的基调。现在，男医生和女医生都表示他们必须了解患者在日常生活、工作和家庭中的角色，以及他们的情感需求，从而适当地治疗患者的身体疾病。然而，患者认为女医生更加"亲切"——她们与男医生相比更关心自己的社会和情感问题（Fennema et al.，1990）。这些性别差异并非来源于女医生的慈母心，或由于女医生更加亲切关怀，而是实践环境的互动性和情境性的效果。基础护理医生需要考虑久病病患健康的各个方面，因此女护理师倾向于通过询问患者的期望和想法、倾听他们的回答来鼓励患者参与治疗。她们与患者交谈得更多，而且更重要的是，她们也允许患者表达更多，尤其是关于个人和家庭的事务（Roter et al.，1991）。反过来，患者感觉女医生不那么令人生畏，因而可以接受她们的提问，或与她们讨论更多的问题（Roter & Hall，1998）。

一项研究发现，男医生和女医生在语言沟通上的差异很小，但女医生的非语言沟通方式胜过男医生的非语言沟通方式（Hall et al.，1994）。在比较患者的行为时，他们发现，男性和女性都会与女医生交流得更多，且较男医生而言，女患者会向女医生提供更多的医疗信息。女医生通过表示肯定答复的感叹词"嗯、哦"以及点头等支持性的行为来鼓励女患者。与之相反，女医生常常在与比自己年长的男患者进行互动交流时表现出紧张和角色压力。在这些情况下，年长的男患者期待具有权威性的医生，而这与女医生的平等主义取向背道而驰。

参与式决策是一个针对不同种族和性别的患者与医生开展的研究主题（Cooper-Patrick et al.，1999）。1 816 名城市托管护理治疗的患者在电话访谈中被要求通过参与性决策对他们的基层护理医生进行评价。患者的种族类别包括 45％的非裔美国人和 43％的白人，其中 66％为女性。64 名被评估医生中包括 25％的非裔美国人和 56％的白人，其中 37％为女性。在其他条件一致的情况下，患者对同种族医生的会诊参与性的评价较之对其他种族医生的会诊参与性的评价要高得多。女医生被认为相比男医生而言在决策时更积极，但在患者对会诊的评价中，性别一致并非重要因素。

女同性恋者在感到自己的生活方式受到侮辱时会寻求女医生的帮助，这时性别一致就成为一个要素。即使女医生是异性恋者,女同性恋者也会认为女医生了解她们的社会处境,因为她们同样面临着性骚扰和性别歧视问题(Brogan et al.,1999)。健康护理专业人员也意识到这些因素。例如,美国医学研究所就对女同性恋者的护理需求进行了为期两年的研究(Solarz, 1999)。

在对女同性恋者和医生的一项健康护理治疗中,45 名女同性恋者(半数为有色人种)对女医生和男医生的 332 项健康护理治疗进行了评价(Stevens,1996)。这些女同性恋者对其中 92% 的男医生持消极评价,而对女医生持同样评价的人数比率只有 44%。护理的消极方面表现为“对她们的尊严进行语言攻击,诋毁她们的智力,忽略她们关心的事物……失去对体态和生育功能的控制,侵犯人身安全,以及含有性意味”(p.37)。积极的治疗境遇被描述为具有下列特征:“亲切、富有同情心、能够进行信息交流和商谈行为。”(p.29)“临床务实水平,以及面对患者需求时的同情意识”获得的评价颇高(p.29),即以一种恰当的方式针对患者的情况提供医疗建议。女同性恋者需要能够使她们改善并维持自身健康和幸福的信息,她们对能加入治疗诊断和决策充满感激。

非常多的女医生从事着基础护理工作,患者会带着各种问题——大大小小的疾病、身体和情绪的症状——来到她们面前。这易导致一种危险,即她们几乎成为照顾患者的心理社会学家,并越来越多地承担对情绪焦虑患者的管理责任(Roter & Hall, 1998, p.1096)。女医生的这种专长会产生反作用。在职的男医生和女医生实际上都喜欢相似类型的患者,即那些允许他们工作时稍微带点毛躁、愿意合作的、信任他人的、充满感激并配合的患者(Lorber, 1984, pp.56 - 57)。然而,一项研究表明,女医生相比男医生更喜欢自己的患者(Hall et al., 1993)。患者对男医生和女医生的不同感受可能是一种自我实现的预言。若患者认为女医生更富有同情心,则女医生可能通过富有表现力的方式满足了患者的期望。因此,女医生可能会或不会因为她们身为女性而更适合"所有患者",但如果患者认为她们是这样,那么患者可能会更想要一位女医生,尤其在接受基础护理时。然而,若女医生辜负了患者的性别期望,他们会对女医生的护理更显不满。医学院能教授以患者为中心的技能,如果男医生和女医生能学习使用它们并将其视为自己的例行事务,这将对患者更加有利(Roter & Hall, 1998)。

44

女医生更适合女患者吗？

当我们着眼于医疗实践时，我们不但发现男医生和女医生确实具有不同的实践风格，而且发现女医生会对女患者进行更多检查。[①]

在众所周知的女性风险医疗实践领域——乳腺癌和宫颈癌——是否会建议进行可供参考的巴氏涂片检查和乳房检查取决于医生的性别。对美国上千名患者的研究发现，男医生和女医生在建议这些检查的数据上存在极大差异。针对全美 5 536 名女患者的研究显示，在过去 3 年，接受男医生健康护理的患者中超过 90％不会像接受女医生健康护理的患者那样必须进行巴氏涂片检查，并且 45 岁以上的患者中，接受男医生健康护理者也不会像接受女医生健康护理者那样进行乳房检查（Franks & Clancy，1993）。

在另一项采用大型中西部医疗健康计划记录的研究中，我们发现，接受巴氏涂片检查的女医生的患者数量是男医生的患者人数的两倍，而且 40％的患者早年已接受过乳房检查（Lurie et al.，1993）。研究人员按医生的性别、年龄和专业分析了

---

① 这一小节中讨论的所有研究均未报告医生或患者的种族明细。

27 713 名女患者的巴氏涂片和乳房检查请求，这些患者过去一年只接受了一位医生的治疗。这些医生包括内科、家庭医生（550）和妇产科医生（130）。其中，20％的医生为女性，并且平均比男医生年轻 10 岁。妇产科医生中，年轻的男医生（38—42 岁）较女医生和年长的男医生更少进行癌症筛查。内科医生和家庭医生中，男医生较女医生更是极少安排这些检查，其中 38 岁以下的男医生安排这些检查的比例最低。该研究的作者质疑，医学教育已经强调了预防性筛查的必要，为何这些年轻的医生仍不愿建议他们的女患者接受巴氏涂片检查和乳房检查？他们对此解释道：或许对性别相同的医生和患者来说，讨论这些检查更容易，但此类状况对妇产科男医生来说是一种困扰。

45

一项关注全科医生的研究加入了胆固醇测试——一种不分性别的测试（Kreuter et al., 1995）。研究人员对北卡罗来纳州接受 12 项家庭医疗的女患者进行了采访，其中 1 630 位女患者定期接受 33 位男医生中的一名的服务，220 位女患者常常接受 5 位女医生中的一名的服务。研究人员发现，年龄超过 20 岁且 5 年内未接受过胆固醇测试的患者中，女医生的患者接受此测试的比率比男医生的患者高出 56％。

总之,若女患者的医生是女性,则她们会比医生是男性时更倾向于接受良好的预防性护理。对女性健康的日益关注已形成一个专门的知识体系,如果不将其纳入医学院课程,会使差异加剧(Nicolette & Jacobs,2000)。如今,"女性健康医生"似乎要作为新兴专业脱颖而出,但这并未过多地改变西方健康护理的整体观点和结构。正如里斯卡(Riska,2001,p.143)在其对女性健康的主张中所说:"女性健康医生是女性健康需求的倡导者,同时也是女性健康医学知识方面的专家和女性主义的推广者。"不同于20世纪80年代萌发的西方生物医学中男性偏见对女性主义的批评,现在的观点综合了女性健康医生和研究人员的观点(Pinn,2001)。

主要的医学期刊确实认识到女患者的健康需求,但美国国立健康研究院和专业期刊中关于女性健康倡议的不断变化表明,女性仍被认为是独立于和区别于男性的,而且是不正常的(Harrison,1990)。

女医生能改变健康护理吗?

总体而言,近期女医生的涌入对医学产生了多大影响?

她们的出现是否会产生不同，她们是否接受了公认的生物医学偏见和观点？随着西方医学在美国和其他国家变得"女性化"，这些问题也相继出现（Lober，1984；Notzer & Brown，1995；Pringle，1998；Riska，2001；Riska & Wega，1993a）。不仅仅是女医生大量涌现，新一代正步入一个不同的医疗行业——医生的权威不再是魅力型权威，而是更多地取决于在研究和实践中对组织资源的控制能力。

46

女医生的地位与影响力取决于健康护理的体制和财务状况，这加强了医生在劳动医疗部门的权力和自主权（Riska，2001）。在第二次世界大战前的资本主义国家，医生常常是个体执业的，按服务收费，并对自己的患者享有唯一权力。医疗行业变得更规范、由政府或扩展中的保险业付费的情况首先出现在欧洲，随后是美国。鉴于医生的权力被稀释且收入减少，医疗行业对男性失去了原本的吸引力，这就为女性留下了职场空间。直到现在，尽管女医生的数量日益增加，但她们并未在医学界领导层占有相当比例。体制化和非正式医疗的结合使她们进入基础护理和全科医疗工作领域。如果她们确实加入学术医学和研究，资深男医生往往不会指导她们谋求权力职位。因此，即使在女医生占多数的国家,大型医疗中心、医学院和研究中心的高层职位仍很明显地被男性占据。这些机构开发医学知识、决定教授医学生什么样的内容,以及决定诊断和治疗的规范实践。如果女医生需要在医疗服务的提供或医学知识的生产和宣传上产生重大影响,她们必须得到高层管理职位人员的支持,如医院服务部主任、医学院院长和大型研究中心主管等(Freidson,1986)。也就是说,年长的男性必须愿意鼓励女性成为他们退休后的接班人。

女医生为健康护理带来了什么不同?她们拥有关注患者心理需求的历史。在 19 世纪的美国,致力于女性和儿童健康护理的女医生成立了自己的诊所和医院,并将社会需求纳入自己的服务(Drachman,1984;Morantz-Sanchez,1985)。例如,妇产科诊所对未婚妈妈社会困境的关注。莫尔多(Gloria Moldow,1987)描述了 19 世纪末华盛顿特区的非裔和白人女医生的历史中按种族和性别隔离的医疗群体。药房和诊所为新手白人男医生提供临床经验和接触,但不允许白人女医生进入,于是她们建立了自己的医务室。女医生的医务室主要为女性和儿童患者服务,并提供免费和便宜的护理。只有女性的诊所(全部员工都为

47

女性，包括非裔女医生）在科学导向的、配套更好的医院崛起中（用莫尔多的话说就是"无女性之地"）生存了下来。借助联邦资金，非裔男性进入霍华德医学院和靠税金支持的医院工作，但几乎没有非裔女医生能够吸引到足够多的患者来专职行医，她们中的许多人在种族隔离的中学教书（Moldow，1987，pp. 129 - 133）。

海因（Darlene Clark Hine，1985）描述了19世纪末，奴隶制被废除后，115名成为医生的非裔女性在美国的生活和工作，她们中的许多人创办医院、护士学校和社会服务机构作为她们的私人诊所的附属机构，因为她们的社区没有一家诊所接待非裔患者，尤其是在南方。作为专业人员、显赫家族的女儿，以及牧师、教育者和医生的妻子，她们是社区的重要成员。

第一次世界大战后，女性在美国获得投票权并帮助通过1921年的《谢泼德-汤纳法案》（Sheppard-Towner Act），由州和联邦资助的母婴健康中心也在全美成立（Muncy，1991）。这些中心雇用女医生与社会工作者提供免费的医疗服务和预防性护理。它们也通过产科医生而非助产士宣传分娩医学。1929年，面对大萧条期间其成员对付费患者的迫切需求，由个体执业、按服务收费的男医生主导的美国医学会（American Medical Association，AMA）发起了拒绝进一步资助谢泼德-汤纳诊所的斗争。

20 世纪 60 年代，由于联邦医疗保险和医疗补助计划增加了患者的数量，美国的医学院和医院向女性敞开了大门，但几乎没有女医生能够决定课程。医学教授和高级住院医生大多为男性，培训也不会关注男患者或女患者的社会背景（Harrison，1983；Scully，1994）。许多女学生听取男教授的建议开始接触妇产科和家庭医疗，并适时地成为女性健康护理的倡导者。

20 世纪 70 年代，美国的女性主义健康运动为女患者建立了注重健康事务、妇科自查和非传统医疗的诊所，这些诊所都以客户为中心，目的是使女性的身体摆脱医疗制度，因为这一制度被认为受男性掌控和压迫（Ruzek，1978）。女性主义健康运动认为，女患者面临双重问题：一是患者对自己的健康护理没有控制权的制度；二是忽视女性生活状况的生物医学知识和医疗。导致这一情况的原因在于大量知识和临床医疗受中产阶级白人男性及其价值观控制。在医学教科书中，男性的身体是标准，而女性的身体是偏离标准的（Scully & Bart，1973）。经期、分娩和更年期被认为是疾病而非女性的正常生命周期（Martin，1992）。妇科与产科实践是野蛮的（Rothman，1982；Scully，1994）。在作出切除子宫和其他重大治疗命令前，医生只为女患者提供极少的信息，也不会询问她们自己的意愿（Fisher，1986；Todd，1989）。

由于男医生和女医生都接受了同样的男权主义生物医学课程，因此，虽然应法律要求，女性主义诊所相比男医生更青睐女医生，但它们对女医生的信任程度从来不及男医生。女性主义健康运动的积极分子认为，通过将女患者教育成更自信、更有见识的健康消费者，可以对医学院施加压力从而改变医生接受教育和实践的方式。

女性主义健康运动、女妇产科医生的涌现和助产士的再现确实改变了骨盆检查的方式，使分娩更具参与性并以家庭为导向。但是，助产士与产科医生之间仍然存在很大差异。助产士对于从怀孕到分娩的过程具有更整体的取向，而产科医生主要致力于病理学（Rothman，1982）。

到了 20 世纪 90 年代，大多数女性主义健康运动的普通诊所都已被废除（Ruzek & Becker，1999）。健康护理的消费者运动已大大加强所有患者质疑对自身的护理的权利,但他们仍得通过由医生支配的制度接受护理(Haug & Lavin, 1983)。在美国,家庭医疗和其他基础护理专业(妇产科、小儿科、老年科)已有大量资源涌入。这些全科医生是医院门诊、保健机构、健康管理和其他由保险计划或政府付费提供服务的机构的主要工作人员。随着医学院中女性人数的增加,她们被鼓励进入这些蓬勃发展的专业和基础护理机构。这是否会使护理变得更加以患者的需求为导向,取决于以患者为中心的医生是否能安排他们的时间以提供全面的健康护理。作为团体执业或诊所中的基础护理提供者,女医生与患者相处的时间总量是固定的(Riska, 1993)。她们所处的地位可能无法为患者安排体贴的健康护理,除非她们属于个体执业或小型团体执业(Candib, 1995)。

总体而言,女医生的努力已使女性的健康护理需求在这个行业中更受关注。过去几年,美国女医生已发起关于女性多元化健康需求的研究和会议。1997 年举行的研讨会号召基于"女性经验,包括生理和心理方面、家庭和工作环境方面"的参与性研究(Harlow et al., 1999)。另一建议是展望西方世界关于女性健康的信息。面向女医生的医学期刊已发表关于女残疾人和女同性恋者健康护理方面的文章并讨论了人权问题，如女性生殖器手术和出于政治性动机的强奸。

希利（Bernadine Healy，1991）医生在担任美国国立卫生研究院的主任时，创立了女性健康研究办公室，并发起了女性健康倡议。她说自己这样做不仅是为了研究单单影响女性的疾病，更是为了着眼于研究像心脏病这样的，对男性与女性具有性别影响差异的疾病。这项研究已在男性被试身上展开，研究中女患者只有在其症状与男患者相当时，才能受到充分的治疗。希利根据 19 世纪一个虚构的犹太女孩的故事称这一问题为"燕特尔综合征"（Yentl syndrome），故事中的女孩为了进入学校学习犹太法典而将自己伪装成一名男性。

即使女医生确实在她们做护理时用药，也不能说明她们会使护理的生物医学和科技性降低（Todd，1989，pp.101 - 129）。人体生化学和病理学是当今西方医学知识的基础。那些认为"社会、环境、家庭和心理因素应成为医学知识不可或缺部分"的医生（不论男女）不太可能重塑西方生物医学的结构，除非医学院将这一观点纳入课程和培训（Dan，1994）。除非护理模型成为生物社会医学模式,否则"医学界仍会以临床实践为本质,不受社会的相关影响"(Fisher,1995,p.202)。

50   ## 小结

女性在西方医学界健康护理工作者中占大部分,而且正在成为医生行业的主力军。她们的数量及其有组织的努力已经开始使医学实践和医学研究进一步响应女性健康护理的需求。在两个平行行业——牙科学和药剂学中,男性和女性的数量有所变化。在美国,这些职业是男性的工作;而在其他国家,它们是女性的工作。

在西方健康护理的架构中,位居要职的医生,如医学院、医院和大型研究中心的领导,一直以来多是男性。与此同时,女性大多从事基础护理工作。女医生开展的紧急医疗业务和更平等的医疗实践是为了满足患者的心理需求。她们已建立以患者为中心的沟通方式,并将它教授给其他医生。有能力改变培训方案和制定有关女性健康的医患协议并使之广泛使用的女医生已大幅改变医学院的课程。

护士多为女性,她们的培训和实践注重护理——关注患者的心理和生物医学需求。但是在医院里，护士仅仅是执行医生的命令。女医生和女护士的联合具有使健康护理服务变得更加以患者为中心的潜能。

女医生与女护士一样，更多就患者的心理问题和对自身疾病的关切进行交流，同时也提供给患者更多提问和讨论的机会。这种沟通方式的差异使女医生看上去比男医生更亲切，更适合基础护理，因为"患者显然喜欢亲自通过社会性谈话鼓励自己，使用积极的语言，使用合作性言语，了解患者情绪，能讨论心理问题并在整体态度上表现出在意、友好和回应性的医生"（Hall & Roter,1995,p.91）。但是，潜在的影响加深了健康从业者的性别分化，这表现为女性从事直接的、亲身实践的、第一线的护理，而男性居于管理和决策性的权威职位。

经过改变的西方健康护理制度会更注重患者的情感和社会需求，同时允许患者在关于自身治疗的决策上具有更多的自主权。处于要职的女医生是否会同女性主义者一样作出这些改变，取决于她们是采纳还是反对该行业的标准生物医学观点。51西方医学的基础是生理学和生物学，其次才是疾病所处的社会和环境因素。此外，因为健康专业人员是专家，所以他们对患者作出的有关病因和治疗的决定可能会超过患者自认为的需要。除非女医生通过自己的威望对我们现在的制度进行挑战和改变,否则,性别一体化的健康护理制度不会与现在的制度有多大不同。

性别与残疾：矛盾和地位困境

> 不论我曾经是谁,曾经拥有过什么,我总有一种感觉,
> 我应当感谢某人让这一切发生,因为我,一个女性,一个残
> 疾人,被认为我的幸福仰仗于别人的慷慨,或只有仰仗别人
> 才能获得自己的幸福。(Zola,1982a,213)

残疾包括身体残疾和感觉器官失能。将"残疾"状态作为社会建构的产物进行思考或许是困难的,但当它伴随疾病发生时,它是被社会环境深深塑造的。[①] 如果身体上或感觉上有障碍的人能从事优薪工作、照顾自己和他人,那么他们在很大程度上会仰赖技术设备、交通运输和物理环境的可用性,但这或许更多地

---

① 本章不讨论情绪障碍或学习障碍,它们超出本书关注的范围。

取决于用人单位、家庭和朋友的积极参与。

美国人口普查局对残疾的定义是"在视力、听力、谈话、行走、爬楼梯和抬举、搬运等方面存在困难",或"儿童做学校功课困难,成人难以工作或待在家里"。① 无法执行一个或多个活动的,借助"辅助设备来行走的,或需要他人的帮助来进行基本活动的人,被认为有重度残疾"。基于这一定义,20％的美国人有残疾,10％的美国人有重度残疾。约有900万人需要他人协助以进行日常活动;80％的协助者都是残疾人的亲戚,其中近半数与该残疾人生活在一起。随着年龄增长,人们更可能残疾,但种族地位也是一个因素。对20世纪90年代末年龄为55—64岁的美国人来说,20％的白种人、29％的西班牙裔和35％的非裔患有重度残疾。

尽管有这种关于残疾的宽泛定义,但法律权益与就业是捆绑的。在美国,员工索求伤残赔偿金的资格取决于"对无残疾者的预期是什么——损伤、疾病、失能,以及他们的正常工作生活中预计需忍受的问题"(Stone,1984,p.4)。只有当失能的程度

---

① "Disabilities Affect One-Fifth of Americans." Census Brief. 1997. U. S. Census Bureau Web site.

超出这些"正常的"范围，员工才会被认定为残疾。在美国，领取残障人士社会保障收入的资格要求，在残疾前的十年中至少有一半时间被有偿聘用，而且无法再从事任何可以获得薪酬的工作（Reisine & Fifield，1988）。其他针对永久残疾者的退休制度也同样与残疾者过去的薪资待遇挂钩（Stone，1984）。一个无法再做家务或照顾儿童的家庭主妇，没有办法提供资金去雇佣一个可以取代她为她的家庭做基本工作的人。

在过去十年中，残疾人的社会地位发生的变化反映在对他们的称呼上——他们首先是人，而不是"智障"或"残废"，后者抹杀了他们的人格。然而，"有残疾的人"这一名称构成了一种地位困境——在身体健全的人眼里，生理失能使残疾人的其他一切成就均遭贬值。[①] 残疾人已经能够在他们的工作与家庭生活中维护自己的才干和能力，但他们的地位仍被附加在他们身上的身体残疾的负面属性削弱。这种地位困境往往通过掩盖应对策略和身体上的帮助得到处理——社会学家称之为"越轨否定"（Davis 1972）。例如，多尔（Bob Dole）几乎无法控制自己的右手

---

① 身处地位困境的人有着两种对立身份，一种尊贵，一种卑微（Hughes，1971）。

臂,他总是用右手紧抓一支笔以保持手指不会一直张开。在1996年竞选美国总统时,他的右手边由他的助理保护以远离人群,而在亲笔签名时,他的助手会悄悄递给他一个垫子用来倚靠(Kelly,1996)。在这些身体健全者的境遇中,互动使得每个人似乎都处于同一地位。只有那些无法充分利用四肢、眼睛、耳朵、声音等身体机能的人才懂得,需要付出多少努力才能作为一个平等的人融入社会。

55 　　当我们引入性别因素时,身患残疾的人面临的社会情况变成更加复杂的地位困境。一个想让自己表现出男子气概的男性需要有"独立"的光环,甚至当他仰赖别人的帮助时也是如此。一个想要展现自身女性气质的女性最终可能显得无助和脆弱,削弱其作为一个独立成年人的自我形象。

　　对男性来说,为了维护较高的地位,不得不掩盖残疾或转化为英雄主义。脊髓灰质炎的受害者——1932—1944年担任美国总统的罗斯福(Franklin Delano Roosevelt),掩盖了他在不依靠支撑物的情况下无法站立或行走的失能事实(Gallagher,1985)。霍肯贝利(John Hockenberry),一位因车祸而截瘫的患者,以记者的身份坐在轮椅上走遍了世界各地,炫耀他的身体状况(Hockenberry,1995)。尽管人们现在已很少掩盖残疾,但残疾仍没有被完全接受。也许被人们忽略的克林顿(Bill Clinton)总统那令人印象深刻的律师拉夫(Charles Ruff)坐着轮椅出席1998—1999年间旷日持久的弹劾审判,将大大有助于残疾在公众视线中的正常化。

不仅男性残疾人试图表现得阳刚、有力量,女性残疾人也需要克服逆境以提升自身的形象。一些报道指出,轮椅相较拐杖让人感到更强大且更具吸引力(Lonsdale,1990,pp.69‐70)。梅尔斯(Mairs,1986)谈到,比起残疾人或残废,她更倾向于认为自己是一个跛子:"不论是否跛脚,人们畏惧'跛子'这个词,但并不畏惧'残疾人'和'残废'。也许我希望他们畏缩。我希望他们将我看作一个不屈不挠的顾客,一个没被命运、上帝或病毒善待,却能够正视自身存在的残酷事实的人。作为一个跛子,我昂首阔步。"如布洛斯尼汉(Diana Golden Brosnihan)一般,梅尔斯对自我的陈述是"坚强",对于想要以自己的方式对抗世界的男女来说,这是一种立场。

许多有残疾的人都是他们日常生活中的英雄,但对更多身体功能健全的公众来说,身体残疾的运动员才是明星——至少在他们还具有新闻价值时如此。布洛斯尼汉于 2001 年 8 月 25 日因癌症去世,享年 38 岁,她的死亡引发了人们对"非凡人生"的重新关注(Araton,2000,D1)。布洛斯尼汉 5 岁时就已是一个滑雪者。她在 12 岁时患上骨癌,而在右腿膝盖上部以下截肢 6 个月后,她恢复了滑雪。依靠一条腿与普通滑雪杖,她与两条腿的滑雪者竞争,并在 1988 年的冬季奥运会大回转中赢得一枚金牌。1986—1990 年,她用残疾的身体与他人竞争,获得了 10 次世界冠军、19 次全美冠军(Litsky,2001)。她在 1997 年嫁给了史蒂夫·布洛斯尼汉(Steve Brosnihan),一个漫画家。当时,她癌症复发,正在接受化疗。

布洛斯尼汉总是对她的"残疾人运动员"地位困境感到不满。她不希望自己因克服了残疾而被称赞。"她希望人们钦佩她的技术,她的技巧,以及她是如何抛弃残疾人的滑雪设备而选择常规滑雪杆以追求更短的时间,并在竞争中成功打败同赛事中的非残疾人运动员的。"(Araton,2001,D1)为了表彰她对平等地位的争取,1997 年布洛斯尼汉进入女子体育基金会国际名人堂时,对她的嘉奖令写道:"她说服滑雪界对所有运动员一视同仁,无论他们的能力如何,或者说,以她为例就是,无论是否残

疾。"(Litsky,2001)

残疾中的性别矛盾

1985 年，法恩(Michelle Fine)和阿希(Adrienne Asch)在一篇广为引用的论文中提到，残疾女性面临着"孤立无援的性别歧视"。与有相似身体缺陷的男性相比，她们更难找到工作，无法实现经济独立。她们也更难找到一生的伴侣，因为她们需要别人的照顾和关心，而这些通常是期盼女性给予他人的。但是，如果她们是女同性恋者，则可能更容易找到懂得照顾自己的终身伴侣。[①]残疾的异性恋女性恐怕难以胜任传统的妻子—母亲性别角色。

对于残疾的男性，情况却截然相反，他们更容易找到人生伴侣。在传统的丈夫角色里，他们提供经济支持来酬谢获得的关怀，因此，只要一个残疾的男性仍能获得收入，他就可以完成他的家庭角色，履行他的家庭义务。男性特征的丧失对残疾的男性而言是毁灭性的，这同样是经历过前列腺手术以及年纪较大的男性的"雷区"。而实际上，到处售卖的伟哥似乎说明了现实中或者我们猜测的，性功能障碍在男性身上普遍存在。总之，尽

① 关于女同性恋残疾人的更多描述可参见 Brownworth & Raffo,1999。

管传统观点认为"残疾的男人"是一种自相矛盾的说法,因为男性本该"有能力或强壮,充满力量"(Lakoff,1989,p.368),但一个残疾的男性仍然能成为一个好丈夫、好爸爸、好爱人。

性别与残疾之间有一种环形效应。家庭和工作角色存在的性别差异会影响社会对残障人士的期望。反过来说,如果一个女性或男性残疾了,他的工作机会、生活方式、家庭生活、友谊、亲密关系和自我意识也会改变(Charmaz,1995)。不管是男性还是女性,残疾人的生活经验通常与人们对性别与残疾的刻板印象不一致。然而,残疾人的家人、职业看护和医生的行为更能反映传统观念中男性与女性应有的样子。残疾人想要的和能够实现的或多或少是以他们相信的"正常"男女的行为准则为依据的,因此,在相应的事情发生时,他们会受到鼓舞或感到气馁。

一项对 32 位养育患有镰状细胞贫血孩子的低收入非裔美籍母亲的研究清晰地诠释了性别期望对看护残疾儿童的方式和残疾儿童的社会化的影响(Hill & Zimmerman,1995)。孩子们的年龄分布在 2 个月到 22 岁,平均年龄 10.4 岁。通过深入走访,研究者发现,女孩的母亲鼓励女儿正常活动,包括参与强体力活动、忍受轻微的症状,以及自我照顾。相反,男孩的母亲说孩子"太脆弱,不能做正常男性做的事情。这些母亲试图保护她们的儿子,不让他们参与过多的体力活动,尤其是体育运动"(p.47)。那些患有镰状细胞贫血的男孩的母亲较女孩的母亲而言,更倾向于不外出工作。她们竭尽所能地避免儿子遭受疼痛或窒息。总之,镰状细胞贫血没有使女孩的母亲妨碍患病的女儿成长为有竞争力的女性,倒是使患病男孩的母亲"不让患病的儿子表现和参与男性角色的攻击性、冒险性的身体活动"(p.48)。因此,患病女孩的母亲像对待正常女孩那样对待自己的女儿,而患病男孩的母亲认为她们的儿子特别"易受伤害且处于持续的危险之中"(p.48)。

这项研究表明,看护人首先树立了一个女性和男性的行为典范,然后再作出这个残疾人能否符合这一典范的评估。如果评估结果是这个人无法符合,那么这种生活方式通常就被否定了。评估结果强化了依照性别分类的社会期望,却没有为女性或男性提供其他可供选择的方式。依照性别分类的社会期望并非我们之前以为的那样,即认为女性可以照顾她们自己或者需要保护,而男性需要在身体上有自信或者具备挣钱的能力,这些也因文化和社会群体而有所不同。对残疾人的假想,以及将假

58

想转化为对其行为的期望，为特别依赖他人获取照顾和情感支持的男性与女性制造了双重限制。

基于性别分类的护理

残疾人中的大部分人依赖科技设备和护理人员生活，而护理人员常常是女性家庭成员。女性作为母亲、女儿和祖母，在一个家庭中长期承担照顾生病家庭成员的工作。通常，职业护理人员，包括医院、疗养院和家庭中的护士与医护人员大多为女性。因为照料他人太近似于这些适合女性的职业，所以通常都由女性来照料女性和男性。残疾男性更可能实现经济独立，因此能够找到一个妻子来照顾他们的身体和情感需求，而残疾女性却不容易找到一个人生伴侣来照顾她们。她们既需要在经济上独立，也需要自己照料好自己的身体和情绪，甚至还要去照顾别人。

一项关于 25 位患有不同残疾（失明、失聪、小儿麻痹、脊髓损伤、脑麻痹、风湿性关节炎、多发性硬化）的中年女性的研究显示，尽管她们的日常活动都需要帮助，但她们仍"培养着孩子，照顾着伴侣、其他家庭成员、同事和宠物"（Quinn & Walsh, 1995, p.243）。在一份关于 25 位失明和视觉受损的女性与男性自传的综述中，阿希和萨克斯（Lawrence Sacks）发现了一个共同点——"自我牺牲、支撑家庭、养育孩子的母亲"。男性都有一个母亲，而女性最终会成为一个母亲。视觉受损的成年女性很少会结婚，她们大多选择从事教学、社工、康复等职业。而在商界或职场取得高成就的视障男性会和视力正常的女性结婚。阿希和萨克斯总结道："女性为盲人提供支持、温暖和爱，就像母亲为自己失明的孩子所做的一样。男性倾向于同他们母亲的复制品结婚，而女性（象征性地）也成为他们的母亲。"（Asch & Sacks，1983，p.244）

女性在照顾残疾的丈夫时，要做一些妻子通常做的事情，只是范围更广一些。查默兹（Kathy Charmaz，1995）指出，妻子对丈夫的需求考虑得越周到，越能巩固丈夫一家之主的地位。对于男性，照料他人并不是丈夫或父亲角色通常会有的内容。正如因恶化的脊椎肿瘤而在身体上依赖妻子照料的墨菲（Robert Murphy）所说："丈夫成为业余护工是有悖于社会惯例的。而妻子发现自己还有一个多出来的孩子（她的丈夫）需要照顾，却是符合社会惯例的。"（Murphy，1990，p.206）

59

然而，人们对看护的需求并无性别之分。看护是一件集身体护理和情感安慰于一体的复杂工作——搀扶、翻身、如厕、喂食、洗澡、穿衣、鼓励、安抚、拥抱、亲吻、聊天（Corbin & Strauss,1988）。希利尔（Barbara Hillyer）回想自己对女儿的看护，指出"看护需要格外充沛的体力和稳定的情绪……护理人员需要随叫随到、忠实可靠"，此外还要善于规划，有同情心，而且不易受到被看护者情绪波动的影响（Hillyer,1993,p.11）。正是看护责任与性别化的家庭角色的一致性，导致女性仿佛是"天生的"家庭护士。

女性可能被认定为护理人员，但她们也经常和男性一样觉得护理负担艰巨。一项有关婚姻生活中的护理的研究引用了八位妻子和两位丈夫的话——妻子们提到过量的体力劳动、内疚感、掩藏的忧虑、酗酒、持续的神经紧张、压抑或者说绝望；其中一位丈夫谈到自己下班回家见到生病的妻子的不满，另一位丈夫则提及他的性生活被剥夺（Corbin & Strauss,1988,pp.289 - 317）。在一个极端的案例中，62 岁的德勒里（George Delury），一位看护妻子的丈夫，帮他 52 岁的妻子勒芭芙（Myrna Lebove）用抗抑郁剂、水、蜂蜜调制了一杯用于自杀的饮料。他们在一起

22 年,在勒芭芙首次出现多发性硬化的发病症状后结婚。当妻子的身体和心理状况不断恶化时,德勒里开始写日记,名为"倒计时:关于莫娜精神状态和生死观的每日记录"。在日记中,他说他有四个选择——放弃他的妻子、继续照顾她直到发疯、自杀或者杀了她。以日记为证,他被指控杀人,被判有罪,处以有期徒刑 6 个月(Goldberg,1995;Pierre-Pierre,1996)。

尽管女性比男性更多地成为家庭护理员,但大量证据证明,男性比女性更胜任也更愿意照顾患病亲属的身体和心理——不管病患是男性还是女性。对美国 233 名年龄为 36—84 岁的白人男性护理员的调查显示,虽然他们并未就工作接受社会化,但他们能够"在工作中学习"。他们中的大部分人照顾着患有阿尔茨海默病的女性。就像承担起父母义务的父亲和有年幼孩子的单亲父亲,男性因此习得护理的技能和同理心(Applegate & Kaye,1993)。然而,他们并不那么能够胜任"女性工作"特有的日常程序化的监管以及具体的工作任务。

与人们对男性护理本质上主要以辅助为主的刻板印象相反,这些男性的表现说明,总体而言,他们做得最频繁、完成得最好和获得最大限度满足感的是与社会支持关联的任务。在完成频率、胜任度和满足感方面排名第二的是辅助日常生活的任务，接着是病例管理内容，排名最后的是个人护理工作中需要亲自动手操作的任务。(Kaye & Applegate，1990,p.84)

在这项研究中，男性不愿着手照料女性的身体可能是因为许多男性看护的是他们的母亲。我们需要男性更详细地描述他们对父亲、母亲、妻子以及不同年龄和性别的孩子的看护，以了解他们对不同家庭成员的全部照顾活动。[①] 在家庭以外，已证实有很多男性为男性艾滋病患者提供护理服务以及情感与社会支持(Turner et al.,1993)。

性别与利他主义

妻子和母亲在照顾残疾的家庭成员时，拓展了自身的角色。相比于对男性的影响，利他主义似乎对女性的行为影响更深刻。

[①] 一份由一位男性撰写的自己照顾患有阿尔茨海默病妻子的最后阶段的深刻、详细的记录可参见 Bayley，1998。

看护中的性别效应突出表现在一种极端的利他行为上——将肾捐给患有慢性肾脏疾病的亲属。对需要肾脏移植的人来说，一次成功的捐献意味着不用再做肾透析，而且在很多案例中，往往意味着存活。保住肾脏的人中 70％余生的身心状况都很不错（Simmons et al.，1987，pp. xxii‑xxiii）。而肾脏捐献者的代价是失去一个健康的肾脏并面临剩余肾脏衰竭的风险，接受全身麻醉的手术，至少住院一周并萎靡不振，腹部终生带有大面积疤痕。手术对捐献者的生命风险评估是 0.05％，长期风险是 0.07％（Simmons et al.，1987，p.39，pp.165‑175）。

61

关于肾脏捐献者性别差异的研究发现，比起丈夫给妻子捐献肾脏的情况，妻子给丈夫捐献肾脏的情况更多（Zimmerman et al.，2000）。在所有配偶中，36％符合捐献条件的妻子会选择捐献肾脏，而只有 6.5％符合捐献条件的丈夫会选择捐献肾脏。总体而言，在面对给患有晚期肾病的亲属捐献肾脏的问题时，女性比男性果敢（Simmons et al.，1987，pp.188‑189）。当需要给孩子捐献肾脏时，母亲（58％）比父亲（29％）果断，姐妹（56％）比兄弟（28％）更坚持自己的捐献决定。给父母捐献时，女儿（27％）比儿子（11％）更确信自己做的是正确的事。

　　捐献肾脏后,对于遭受的经历,男性会比女性产生更多的负面情绪,并且这种负面情绪会持续一年以上。但在捐献后,男性(23％)更容易立刻自我感觉良好(女性捐献者为8％),一年后自我感觉良好的男性(40％)也比女性多(26％)。这些表明,女性的捐献更像是理所当然的,被当作身为女性的义务。作者猜测,这些性别差异源于男女作为真实的或潜在的父母的经历:

　　　　对女性来说,肾脏捐献可能只是她普通家庭义务的延伸,对于男性却是不同寻常的赠予——把身体的一部分捐献给挚爱的人使他得以重生,在心理层面上是与赋予婴儿生命一致的。在一个男性看来,他没有生孩子的经验或期望使其能够为捐献作好准备。因此,即使是在移植后,他仍然纠结而忧虑。然而,不管他的感受是正面的还是负面的,他更倾向于觉得自己完成了一个超凡的举动。如果他的感受是正面的,一如大多数男性,他就更可能从这次非凡的赠予中收获自我形象的提升。(Simmons et al.,1987,pp.188-189)

　　从这个层面上说,女性在身体上的牺牲是作为一个"正常的、天生的"母亲的牺牲，男性的形象则接近战争中需要照顾的伤员。男人们是英雄。[①]

男人不是男人，女人不是女人

对残疾人的性别分类在性生活和生育方面特别明显。尽管很多残疾女性可以照顾年幼的儿童，但医疗人员、朋友和家人经常劝阻她过性生活或生育孩子，而对于男性，又鼓励他们这么做（Gill，1994）。[②] 这导致残疾男性与健全女性之间的亲密关系普遍多于残疾女性与健全男性之间的亲密关系（Bullard ＆ Knight，1981）。

传统的性别规范深刻影响着性行为，性别的社会建构放大了身体残疾对性功能的影响。[③] 墨菲是一位截瘫者，他指出，存在多种多样的性行为和性快感，但他给瘫痪男性的境况泼了一盆冷水：

----

① 为这一点，我感谢法雷尔（Susan Farrell）。
② 参见 Marsha Saxton, editor. 1994. "Women with disabilities：Reproduction and motherhood." *Sexuality and Disability* 12（Summer）.
③ 关于这些问题的个人证词和咨询建议，参见 Bullard ＆ Knight，1981。

大多数形式的截瘫和四肢瘫痪会引发男性阳痿,妨碍女性性高潮。而瘫痪的女性并不需要被激发或经历性高潮的兴奋才能参与性交,她们中的很多人都满足于性生活,甚至生育了孩子,尽管是通过剖腹产。截瘫的女性声称性行为本身就给她们带来了心理上的满足,身体其他部位受到的刺激同样使她们兴奋;知道自己仍然能够给别人带来快乐,她们就很高兴。但男性受到身体结构的限制,除非通过外科手术植入仿真器官实现勃起,否则截瘫的男性无法参与性交。他们要么做个终身禁欲的独身者,要么选择口交,或者选择我们人类创造出的其他方式过性生活。不管他选择何种方式,他在性生活中作为男性的身份地位已经让位于女性。他等同于被阉割了。(Murphy,1990,p.96)

相反,佐拉(Irving Kenneth Zola)因小儿麻痹症而双腿残疾,他描述了自己与一位严重瘫痪的女性的性爱。一开始他只是爱抚她的身体,以及更为常见的宽衣解带,却感觉她已经在和自己做爱了:

时间过去了几个小时，我们的耳朵、嘴巴、眼睛、舌头彼此交融。她时常颤抖一下，某种程度上就像是性高潮。当我把舌头用力伸入她的耳朵，她的脑袋开始发抖，她的脖子会伸展开来，然后她的整个上半身会随之放松，发出一声叹息——然后我们——拥抱彼此，尽我们所能更紧密地蜷缩在一起。我把我的头枕在她的臂膀里，我的腿悬在她的腿之间——我很快就睡着了——感到放松、关怀和被爱。
(Zola, 1928b, p.216)

63

对性行为的这两种描述取决于性爱是如何被定义的——是强调生理还是情感，或者性只是被定义为阴茎的插入。墨菲对男性性行为的定义是，一个在性交中不能使用阴茎的男性不是一个真正的男人；佐拉对性行为的定义不仅更平等，而且该定义对性行为的拓展鼓励多种形式的男子气概和女性魅力。那些残疾的男女作为性行为的试验者，更有可能拥有异性和同性伴侣。鉴于女性似乎能够通过多样的性兴奋手段获得性高潮而男性倾向于更关注生殖器官的交融，残疾女性可能因为更愿意参与多种形式的性行为而更富优势。

但在其他方面,残疾女性仍处于劣势。对于所有性取向的残疾男女,除了生理上的不同妨碍他们进行传统形式的性行为,难以正常约会、参加派对和开展非正式的社交,也使得他们的社会生活变得复杂(Clare,1999)。一位出柜很久后失明的女同性恋者写道:因无法用眼神与其他女同性恋者交流而错失了别人对自己身份的认可——意识到她们同属一个群体的陌生人会向她使眼色、对她微笑(Peifer,1999,p.33)。她有种生活在两个完全孤立的世界里的错位感。一位失聪的同性恋妈妈感觉她与自己还在上学的失聪女儿生活在完全不同的社区,有时这些社区完全不能容忍差异(D'aoust,1999)。这些社区聚集着残疾人士(她使用轮椅移动)、聋人、收养了非白人孩子的白人母亲和女同性恋者。她说她女儿所在的社区欢迎失聪人士成为社区一员,却没有接受其他差异的历史(D'aoust,1999,p.117)。

残疾女性面临的问题更多的是社交层面而非身体层面的——以性的方式而不是柏拉图式的方式约会和被看待,尤其是对青春期的少女而言(Rousso,1988)。残疾女性容易被污蔑为潜在的性伙伴,即使她们的残疾是知觉上的——失明和失聪(Becker & Jauregui,1985;Kolb,1985)。残疾女性与健全女性对性有着同样的态度和欲望，但她们比残疾男性更难找到异性恋伴侣(DeHaan & Wallander,1988)。对于同性恋关系，鲁索(Rousso,1988)在报告中提到，残疾女性在中老年时期有较多的同性恋和双性恋倾向，她们大都缺乏青少年时期的性探索。

当她们确实拥有性关系的时候，残疾女性发现自己很难避孕或者获得与她们生理需求相匹配的妇科护理，她们想要孩子的心愿也常常无人理会或遭到打击(Killoran,1994；Waxman,1994)。拥有性关系和做父亲被认为是残疾男性的正常心愿，而残疾女性却常常被当作没有性别之分的孩子。即使在《美国残疾人法案》(Americans with Disabilities Act)通过后，吉尔(Carol Gill,1994,p.117)说："除非我不再残疾，否则我在产科和妇科寻求服务时仍会遭到不同于其他女性的对待，好像我不属于她们中的一员。"对31位22—69岁受过良好教育，富有生产力的不同种族不同残疾类型的女性的访谈显示，"她们共同的体验是，她们的生育需求被低估了。很多人说，她们的医生把她们当作没有性别的人，认为她们不应有孩子，并假定她们将来也不会有孩子，也不想要每月一次的例假。在很多案例中，她们从医生处得到最多的建议就是切除子宫"(Nosek et al.,1995,p.512)。

64

佐拉（Zola，1982a，p.214）评论说，我们的社会不喜欢描绘那些虚弱的、病态的甚至是垂死的人需要性生活。他发现荷兰具备综合性生活设施的区域几乎没有为夫妻或情侣准备的公寓，而且一个鼓励健全顾问与重度残疾者发生性行为的瑞典项目也中止了，因为顾问们"实际上开始发现这些身体上残疾的人其实很有魅力，如果他们没有残疾，其魅力可以说是令人震惊的"（p.215）。

对于长期存在生理障碍的男女，要想瓦解性别与残疾为其性生活带来的老套偏见还需要很长时间的努力。这类再思考包括打破将残疾女性归为无性别或类似儿童，将残疾男性归为在性表现中严重受挫的人等传统分类方式。通常而言，不要将女性过于极端地与男性相区分，也不要将残疾过于极端地与健全相区别，这样才能改变那些长期存在生理障碍者的社会地位，将他们从"异类"变成"我们中的一员"。

朝着统一完整的体格进发

一个关于残疾女性的女性主义观点称她们有"双重缺陷"——性别和生理的双重限制（Deegan & Brooks，1985；

Morris,1993）。在这个观点中，身体残疾是附加在所有其他遭遇之上的"小问题"（Deegan,1985）。这一观点并未解释交织在一起的状态的复杂性——身处高位者身患残疾时面临的地位困境，或多重不利因素的协同效应。

少数群体的状况使得他们采取激进主义的方式，召集不同需求的人为共同的利益和民事权利而战。美国残疾人权利运动成功地为残疾人争取到所有公共建筑中的坡道、轮椅可进入的盥洗室、公交车上的轮椅升降设备、单身公寓、用以提醒电梯停靠的盲文和铃声、有字幕的电视节目、戏剧院的红外线听觉装置、公共论坛的手语翻译、电话装置和通信中继，等等。这次运动还引发了关于工作与住房的反种族歧视立法，以实现使残疾人融入主流大众生活的目标。

然而，正如女性主义被指责并没有照顾到有色人种女性具有的各类劣势，基础广泛的残疾人权利运动既没有解决性别差异问题，也没有解决种族和性行为差异问题，这些差异使得歧视性待遇更加严重（Wendell,1992）。残疾人权利运动的目标是找到完成日常生活任务的替代方法，当男女残疾人的家庭情况不同时，这些方法可能会有所不同。当她们的目标相同时，如保有一份有酬劳的工作,残疾女性可能需要更多正常女性所需的支持,以对抗性别歧视和对生理有缺陷者的偏见。坚定不移地努力包容不同性别、不同种族身份、不同家庭背景(父母身份地位)、不同性取向、不同身体能力的人比一次只解决一个问题更有效。

正如残疾人融入主流社会有赖于通过改变环境、获取科技和个人护理服务来提高人们对他们身体需求的关注,残疾女性的特殊生理需求也同样不容忽视。例假、避孕、怀孕、分娩不是通过早早切除她们的子宫来解决的问题,而是对专业医护人员的考验。大量用来辅助(男女)不孕症的科技手段当然也应被那些有其他生理缺陷的人使用。尽管事实证明,残疾女性能够打理家庭、照顾孩子,以及在外工作,但人们始终认为这些任务对她们来说是不可能都完成的(Killoran, 1994;Shaul et al., 1985)。有严重身体缺陷的女性创造了她们特有的方式来照顾小孩子:"一位双臂残疾的母亲发现她的两个孩子都学会爬到她身上,环绕在她脖子周边。"(Lonsdale, 1990, p. 79)基洛兰(Carrie Killoran)提到她自己带孩子的经历:"残疾人已经习惯做任何事都与其他人不同且更迟缓,照顾孩子也同样如此。"

66

（Killoran，1994，p.122；又见 Kocher，1994）

传统的女性规范将残疾女性置于一种两难困境——作为女人，她们表现出无助，对别人有依赖是完全无过的，但由于她们患有残疾，不太可能会找到一个男人来照顾她们。女性主义者称，独立和经济独立的标准为所有女性提供了一个更好的典范，而为残疾女性提供实现这些目标的途径对提高她们的自尊和生活品质有很大的帮助（Asch & Fine，1988）。对于残疾男性，改变必须涉及对传统男子气概的挑战。男性可以通过建立各种不同的关系来拓展他们的选择，而不是增加看顾他们的女性的负担。不管是男性还是女性，都有可能青睐集体生活，但这种集体生活的需要是自发的，而且不受性伴侣和孩子的限制。

对性别的期望和假想比物质环境和工作要求更难改变。如果将社会角色依据性别划分，那么女性和男性的身份需要捆绑在一起才能完成这些性别各自适用的角色。审视十位男性生活中的男子气概和生理缺陷的问题，基尔希克（Thomas Gerschick）和米勒（Adam Stephen Miller）发现有三种策略：依赖男子气概的传统标准与期待，重建男子气概的标准和创造新标准。那些依赖主流男子气概标准的人认为，他们必须展现身体力量、运动能力、性能力和独立性。他们的自我形象与夸大的言行和冒险行为相关联，他们经常感到自己做得不够，因为他们常常做不到他们想做的，或者到不了他们想去的地方。重制男子气概的标准的男性将他们面对身体极限的方式作为对力量和独立的展示（Gerschick & Miller，1994）。例如，两个四肢瘫痪的人需要护理人员全天候的照顾，但他们并不感到自己依赖其他人，而是雇用了护理人员作为指挥和控制的帮手。那些否决传统标准的男性强调与他人的关系多过强调个人的成就，他们满足于各种性生活，并认为自己不是随大溜的。

为了消除残疾男女面临的地位困境，关于身体、功能、审美和性需求的传统标准需要接受重新检验（Asch & Fine，1988；Wendell，1996）。让有色人种群体和女性的生活经历为大众所知，促使人们重新反思对常态与异常的刻板观念。例如，因为"身体有缺陷的人有着健全者无法感知的经历，他们在谈论关于身体的文化之谜时更有发言权"（Wendell，1992，p.77）。很少有人像电影明星一样美丽或如健美运动员一般强健。一位没有四肢的女性声称她以米洛的维纳斯为美（Frank，1988）。除了阴道，身体的很多部分都可以体验到性高潮。除了双脚、马、自行车和汽车,轮椅也可以进行比赛。

当身体感到疼痛、不能随意移动或感知上有困难时,身体才显得对人尤为重要,但这种体现身体重要性的方式也是一种社会现象(Butler,1993;Wendell,1996)。能够解除强加于残疾人身上的这一地位困境的方法是放弃"另类"这个概念。一项对与终身重度残疾的人有着长期关系的健康者的研究发现,他们的"伙伴关系"建立在一种基本的仁慈感以及彼此社会空间充分融合的基础上(Bogdan & Taylor,1989)。无论男女,功能健全或缺失,身体完整或有功能障碍,审美标准都是相对的。身体和社会环境的多样性使我们所有人都成为复杂的健全体格统一体的一部分,就像男女的多样性对刻板性别观念的质疑。正如温德尔(Susan Wendell,1996,p.111)说:

> 我们的生命观需要融入残疾人以及那些渴望融入主流文化的群体的经历与见识,他们也像普通人那样正常地生活着。我们要学着去接受并不总是能够控制好自己身体的人,不要心存"他们做不到"的偏见。总之,我们要更乐于面对肉体生命的真实境况。

任何人都不能保证一直维持同样水平的体能，即使是身体的常见情况，如心脏和呼吸问题、行走困难、妊娠晚期，也常常需要加以补偿。然而，残疾人并没有被看作健全体格统一体中的一部分，而是被定性为异类。被定性为异类的人们常常受到指责。污名更取决于能看到的而不是能做到的：看起来相对正常却做不了什么的人，比起能够（常常借助帮助）成功做到些什么但看起来不正常的人，会获得一个不同的文化形象（Thomson，1994，p.590）。①残疾的男女因他们以身残志坚的方式过着"正常"的生活而受到赞扬，但这也总是在暗示"差异"。

小结

相似残疾程度的男女在面临生活机遇时有着很大的差异。比起残疾男性，残疾女性更难找到确保她们经济独立的工作，处于更不利的地位。如果她们是异性恋，她们也更难找到终身伴侣，因为她们需要照料和关心，而人们往往期望女性是照料和关怀的给予者。与此相反，残疾男性更容易找到终身伴侣。虽然

---

① 以色列的一项研究发现，父母在觉得新生儿为"非人类"的情况下更容易将其抛弃——一个无生命危险但面部或身体畸形的新生儿比一个带有严重隐性缺陷的新生儿更有可能被父母抛弃。

很多残疾女性能够胜任所有作为妻子需要承担的家庭责任，也是杰出的母亲，但陈旧的性别观念往往并未给予她们获得这些角色的机会。反之，男性只要能有收入，他们就可以实现传统的丈夫角色。

人们以为重度残疾的男女不会有性生活，甚至没有性欲，然而假如有发生性行为的机会，他们也可以参与到各种不同的、相互满足的性爱中。与此类似，残疾女性在妇科和产科方面的服务需求遭医疗机构弱化甚至忽略。医疗机构常常建议残疾女性切除子宫，而不是给予她们避孕和生育的建议。

护理和私人协助（不管是来自亲属还是专业医生）也是一个依据性别分类的议题。即使男性一样能够成为护理能手，人们也期望女性亲属成为照顾者，而且通常有针对残疾男性的男性专业私人护理。对利他主义和牺牲的预期将护理的重担加在了女性身上，因此，当男性为朋友或家人承担起这些角色时，他们常常被当作"英雄"。由于缺乏社交准备，男性在情感责任下可能会更大程度地濒临崩溃。

身体的功能对每个人而言都是一个连续的统一体，在我们的一生中不断变化。我们中许多认为自己"健全"的人，实际上 69

有一些身体缺陷，他们感激国家的规定以及在公共设施和工作场所提供环境和科技上的便利。残疾人是这个连续统一体中的一部分，但他们仍处在孤立和受辱的"另类境地"。依据所有惯有的社会标准，尤其是性别，他们与其他被视作统一体的人一样，彼此之间各不相同。

当一种处境被定义为真实：经前期综合征和更年期

很大一部分实际上是健康的女性在月经期间会有不愉快的情绪，在将其定义为疾病之前，我们应当思考如此定义会导致何种后果。应认可她们感受的真实性——是的，这是必要的——但是将这种感受定义为不正常或需要消除……那就另当别论了。（Laws et al., 1985, p.36）

在 20 世纪的西方文化中，月经周期成为一种误解，而且在一定程度上将女性现象降格为一系列生物医学事件——青春期激素的分泌、子宫为怀孕作的准备和生殖功能的消失。从这一生物学角度来看，我们了解到，对大多数女性来说，只要没有受孕，月经便随之而来；如果青少年期至中年期的异性恋女性没有来月经,她们便会怀疑自己怀孕了。当一个女性的卵巢停止孕育卵子,排卵的终止开启了我们称之为"绝经"的过程。女性的身体不再分泌使她的子宫内膜变厚以为怀孕作准备的激素,子宫内膜不再需要在卵子未受精的情况下脱落,逐渐地,月经停止,绝经发生了。[1] 伴随这些周期而生的问题,如疼痛、不适或情绪反应等,已成为医学。解决这些问题的办法常常是激素处方或其他强效药物,即使压力管理、营养补充剂和社会支持可能更有效且长期副作用更少。

72   女性的初潮、行经、绝经经历由女性气质的信念、愿望,以及社会的价值观念调停。在西方文化中,月经初潮并不值得庆祝,而是可能露出尴尬血迹和面临怀孕危险的开端。月经是一个奚落不良功能——"正在例假中"的时机。绝经已成为老化的征兆和生育力结束的标志。由于西方女性的社会地位与其身体和生殖生物学关系异常紧密,经期和更年期的周边文化价值蔓延到对女性气质本身的判断中。

---

[1]   并不是所有的月经周期都是排卵期;在月经首次开始及结束的过程中,无排卵的月经周期很常见(Foster,1996,pp.537 - 540)。

这些关于自身和身体的负面情绪会加剧经期反应以至痉挛、腹胀，以及其他常常伴随激素波动的身体反应。对这些不适的严肃关注合法化了一种历史上被忽视、轻视或误解的生理和社会现实。然而，对这些身体反应的医疗和文化解释也可以将女性贬低为患有精神病的、不可靠的、生病的、无能和软弱的。虽然肯定有女性从失能的月经状况的改善中获益，但大多数女性在经期和更年期之前与过程中都追求自身的正常活动（Yankauska，1990）。尽管如此，仍有各式案例称，所有女性都在"每月那个时候"或"生命中那段时间"遭受"恐怖折磨"（并且反过来也使别人受苦）。在我们的社会中，这些综合征贬低女性群体，并成为女性的从属性社会地位的证明（Laws，1983；Rittenhouse，1991；Zita，1988）。经期和更年期是真实的生理与情感活动。一份关于女性生殖周期作为生理与情绪障碍来源的社会文化和生物医学解释的性别分析展示了西方医学的权力与合法性对这些经验的塑造。月经的开始和停止，现在被视作所有女性的极度危险的时期，而这一社会现实影响着女性的日常生活。引用社会学的经典陈述就是——"如果一种情况被定义为真实的，那么它就会变为真实的"。[1]

医学化的月经

月经周期会发生变化,这包括它们的时长,以及伴随产生的生理和心理变化。在女性生殖系统生理学的生物医学研究过程中,"正常"已得到明确定义:第一次月经(初潮)、月经的周期、持续时间和流量、月经停止的时间,以及所有这些事件的生理与情感的伴随物。[2] 28 天的周期,按照福斯特(Johanna Foster,1996,pp.536 - 537)的观点,是一个在西方文化中被广泛接受的迷思,它基于常规上相等的四周(每周 7 天),而不是一个朔望月(为 29.5 天)。甚至连 20 世纪 60 年代和 70 年代非常流行的口服避孕药的剂量都针对一个所谓的"自然"月经周期(Gladwell,2000)。然而,在目前的医学和大众刊物中,月经周期的分割在数字、转变点、标记和名称上都不相同:

73

---

① 这条社会学定律的准确说法来自多萝西·史文·托马斯(Dorothy Swaine Thomas)和 W.I.托马斯(W. I. Thomas)撰写的一本书:"如果人们将某种情形定义为真实,到头来,它们就会成为真实。"(Thomas & Thomas, 1927, p.47)

② 罗思曼(Katz Rothman)指出,对生理事件的所谓正常时间的信仰支配着医学分娩(Rothman, 1982, pp.257 - 274)。

不仅在组成"月经周期"的阶段数量上，在如何称呼这些被认为是有区别的阶段上也存在差异。不同文献对某些阶段应该持续多久也存在争论，尤其是"排卵""后排卵期""经前期""经期"，以及也许是最重要的，整个"月经周期"。（Foster，1996，p.535）

因此，从生物医学的角度来看，月经周期的生理、行为和情绪影响是一种社会建构，反映着西方科学给予规律性和身体机能控制的高昂价值。正如布伦伯格（Joan Brumberg）的女性身体的社会文化历史所证明的，针对月经的生物医学与企业勾结，为青春期少女创造了一种商业仪式。布伦伯格通过少女的日记和媒体广告来调查月经的历史变化的意义时发现：

不幸的是，许多美国女孩在成长中将初潮和月经的经历等同于一种卫生产品。通过青春期的自我意识创建一个营利性企业，战后的卫生产品行业借此为身体其他部位的商业化铺平了道路，如皮肤、头发、乳房——都是成长中的

女孩最关心的事。(Brumberg,1997,p.54)

女性杂志中关于月经问题的文章是由医生撰写或引述于医生的,对女性自身经历的记述反映着生物医学的观点,即这些问题是不平衡的激素导致的个体异常(Chrisler & Lecy,1990;Markens,1996)。医学咨询或许不能帮助一个女性解决她的问题,却很可能会给她的症状贴上医学标签。从社会角度来看,对女孩和女人就任何月经问题寻求医疗帮助的鼓励,使女性的这一生理状态贴上了"周期性复发疾病"的标志(Riessman,1998)。这些"疾病"各种各样:过于频繁或不频繁的月经周期、月经前的身体和情绪反应,以及月经期间的困难——总之,它们都不符合当前医学对正常女性功能的评估。

结果,女性的身体常规地成为公开可见的、被管理和被强大社会控制机构"保护"的存在。这导致的后果之一是,尽管存在有力证据证明女性的身体整体耐受力强,但所有女性仍因其生育性生理机能而被认为不适合从事某些类型的工作和身体活动。所谓让女性成为"真正的"女人的月经周期,使她们变成不可靠的工人、思想家和领导者。

月经的文化建构

在很多西方民间传说中,处于经期的女性肮脏且污秽。19
世纪后期,人们对月经的看法变得科学一些,不再觉得经期很肮
脏,转而认为经期对女性健康不可或缺(Bullough & Voght,
1973)。20世纪有一个观点挑战了经期女性不洁的传统看法,
并且将经期女性的不洁转换为男人的不洁。1993年,《生物学
季度评论》(*The Quarterly Review of Biology*)刊载了一篇长
文,女性主义生物学家普罗菲特(Margie Profet,1993,p.338)提
出一个新的生物学理论来解释为什么女性会行经。她认为,"月
经是为了抵御精子带给子宫的病菌"。她研究了灵长类动物以
及其他在体内受精的动物的经期并获得数据。根据这些数据,
她宣称,子宫的构造和经血不会凝结的特质都证实月经具有保
护子宫不受潜在有害细菌伤害的功能。

事实上,行经是女性潜在繁殖力的一个标志,也代表了女性
的生育能力,其意义在于保护而不是健康。因此,在20世纪初,
当越来越多的女性开始上大学时,就有科学研究证实,如果女性
过多使用大脑,她们就会停经,即她们将无法生育。另外,还有
一些可怕的警告,如运动过量也会有损女性的生育能力

(Vertinsky,1990)。

75   20 世纪 70 年代,随着女性不断参与运动竞赛,有相似的科学研究声称,参与高强度运动的女性会停经,因为她们没有足够多的身体脂肪来支撑排卵(Brozan,1978)。但是有一组研究员做了长达一年的研究,对比了 66 名女性:其中 21 人接受马拉松训练,22 人每周跑步超过一小时,还有 23 人每周有氧运动不足一小时。他们发现,每组中只有 20%的女性每月经期"正常"(Prior et al.,1990)。可见,当女性进入原本对她们大门紧闭的竞技场时,高强度训练对女性生育能力的危害被夸大了。

马丁(Emily Martin,1992,pp.113 - 128)认为,关于女性每月经期中效率低和不可靠的研究之所以激增,目的是在低就业率时期,如大萧条时期,将女性排除在劳动力市场之外。而在第二次世界大战期间,当女工对武器生产不可或缺时,其他的研究(有时是同一研究者所著)就表明经期并不会妨碍女性做任何工作。

很多女性主义者认为,历史和经济进程导致女性的从属性社会地位;女性的身体因素只是被用作支持女性从属地位的常见理由，并不是造成其从属地位的原因（Koeske，1983；Lorber，1993b）。[①] 斯泰纳姆（Gloria Steinem，1978，p.110）曾问道："如果……突然之间，男性可以来例假，而女性不能了，那会怎样呢？"答案显而易见，月经会变成一件令人羡慕、值得夸耀而富有男子气概的事。

仪式化的月经

非西方文化模型关于行经的看法经常表现得更积极。它们将经期解释为积极的生命周期性事件，而且需要进行仪式性庆祝（Buckley & Gottlieb，1988）。奈特（Chris Knight，1991）提出的一个理论将行经与史前采集和狩猎社会的文化起源联系起来。借助麦克林托克（Martha McClintock，1971）的观察结果——住在一起的女性经常同时行经，奈特称，同一部落的女性在一起工作时，也会同时排卵和行经。[②] 因此，她们会拒绝与部落里的男性性交，鼓励他们离开营地去狩猎。女性也会引诱男性带回肉食，同时保证会在她们生育力最强的时候与他们发生

---

① 帕里（Parlee，1994，p.101）认为，女性主义在经前期综合征作为一种常见女性疾病而得到广泛关注的同时，成为一项显著的社会运动，不是一个巧合。

② 其他关于月经同步的研究可参见 Goulub，1992，pp.69-70。

76

性关系。对于一些关于经血与生肉上的血的象征性禁忌,奈特称,这就是文化的起源。

但是一直以来,更多关于经血禁忌的概念都对女性有负面和压迫性影响:"之所以行经会被加上无法生育的负面形象,原因之一可能是,经期的女性从某种意义上来说,阴险且无法控制。行经时她们没有在生育,没有延续种族,没有准备待在家里陪孩子,也没有提供一个安全、温暖的子宫来孕育男性的精子。"(Martin,1992,p.47)

然而,在高生育率的非工业化社会,行经并不会每个月都发生,因为女性在她们的生育年龄期间,大多在怀孕或者哺乳。行经反倒是不寻常的,有时还会被认为可以赋予神奇的力量;经血可以用于巫术——用来伤害或治疗(Buckley & Gottleib,1988)。仔细阅读人种志的内容就会发现,通常说不清楚经期中的女性到底是因为污秽所以被隔离,还是因为神圣、令人恐惧所以其他人不得靠近。

很多关于月经的忌讳,与其说是保护社会不受世人都认同的女性邪恶力量的伤害,不如说很明显是在以中立姿态保护经期女性的创造灵性免受其他人的影响，同时反过来保护其他人不受经期女性强有力的积极精神力量的影响。在其他文化中，关于经期的风俗不但没有让女性因恐惧而依附男性，反而为女性提供了方法来保障她们的自主权、影响力和社会控制力。（Buckley & Gottlieb，1988，p.7）

不论行经是强加给女性以罪名，还是赋予女性以魅力，世人都认为它打破了寻常的社会秩序，因此一定要被克制（Martin，1992，pp.27 - 53）。

情绪化的月经

认为女性经期前后行为失控的观念一直都与经前期综合征（premenstrual syndrome，PMS）紧密相关。据说，有经前期综合征的女性在行经前约一周的时间内，非常容易激动——体现为情绪波动、攻击性、愤怒甚至是暴力。同样，人们认为更年期的女性也容易失控。更年期指女性停止月经周期的时间。然而，更年期女性据说要比身边的人遭受更多痛苦——潮热的尴尬、盗汗、失眠和情绪化。月经的开始、出现和停止均由女性体

77

内激的变化引起。激素变化是正常的生理活动,但它会带来身体和行为上的不同影响(Lennane & Lennane,1973)。问题是,为什么这些随之而来的影响被认为是一些"症状"呢?而且,本来比较模糊的"感觉"一词被翻译成确切的"诊断",是好心还是恶意呢?第一个问题的答案取决于一位女性所处的文化和社会环境中,月经周期究竟被医学化到什么程度。第二个问题的答案则依赖于人们从医学角度和世俗角度,怎么看待对经前期综合征和绝经的诊断。

当前那些认为经前期综合征和绝经会产生不可控的情绪与行为的看法,容易令人联想起月经很污秽的观点,而后者会扰乱社会秩序(Douglas,1966)。正如劳斯(Sophie Laws)说:

经前期综合征的"症状"——压抑、焦虑等,也是医生最担心的。这些心理状态不"符合"从文化角度对女性作出的定义,如友好、善良、温和等。诸如这样的"情绪变化",常被列为一种症状,这表明此类变化在文化层面上是不被人接受的……女性根本不被允许拥有她们自己的强烈感情,来破坏社会定义的令人舒适的情绪服务。

（Laws et al.，1985，p.35）

从这个角度来说，经前期综合征和更年期已经代替行经本身成为一种需要被控制的反社会力量。对于以上观点，一些女性主义者已重新给予了解释：经期情绪波动会带来积极而非消极的影响。例如，她们表示，经前紧张是一种很高能的状态（Guinan，1988）。

经前期综合征：激素飓风还是高能状态？[1]

20 世纪 30 年代，经前紧张曾被看作和归咎于激素的影响（Frank，1931）。自那时起，大多数研究沿袭了生物医学模式——将经前紧张定义为一种综合征，受人体自身激素的影响，有病理。医学和世俗的关注大多聚焦于"后黄体期情绪障碍和经前焦虑症"的心理方面，这些术语来自美国精神病学会（American Psychiatric Association，APA）的官方诊断手册（Figert，1995；Gitlin & Pasnau，1989）。制药业也通过一个多媒体广告活动，

---

[1] 福斯托–斯特林（Fausto-Sterling，1985，pp.90－121）在其论述月经、更年期和女性行为的章节中使用了短语"激素飓风"。

78　　　宣称经前焦虑症(premenstrual dysphoric disorder，PMDD)是经前期综合征的一种更严重的形式，而且影响广泛。在这个广告中，经前焦虑症成了一项精神病官方诊断，而且有药物治疗。而一项由制药业赞助的研究也表明，美国行经女性中，约有5％受经前焦虑症的影响(Frackiewicz & Shiovitz，2001)。

　　　经前心理效应有时确实会成为问题，因为它们有时会破坏女性正常的社会功能，妨碍女性的社交关系，最可怕的是，它们有时会引发女性的暴力行为(Rittenhouse，1991)。然而，评论家已经注意到，关于经前期综合征仍存在很多令人困惑的地方——它是不是单一的综合征，它何时发生，这些心理效应是否与激素有关，多少女性有衰落效应，以及这些效应是否一定是消极的？

　　　症状的复杂性和多样性都说明诊断的不可靠——经前期综合征有将近100种模糊的症状(Laws et al.，1985，pp.37 - 38)。有些女性经前有身体变化，有些有情绪起伏，还有一些两者都有，程度或轻或中等或严重：

　　　　有关经前期综合征的研究，报告的最多的是情绪状态，包括紧张、焦虑、压抑、易怒和敌意。身体上的不适则体现在腹部鼓胀、肿胀、乳房疼痛、头疼和背疼。报告比较多的行为变化是避免社交接触、工作习惯改变、找茬的趋势增强（尤其针对配偶、搭档或孩子），以及哭骂。（Abplanalp，1983，p.109）

关于经前期综合征的周期性，存在一些疑问。很多女性和男性会随着每周日期的变化产生情绪波动。对女性来说，这可能会改变或加强经期情绪波动（Hoffmann，1982；Rossi & Rossi，1977）。帕里（Mary Brown Parlee，1982b）发现，女性较少将心理上的情绪波动归咎于生理周期，而是更多归咎于其他原因，如对工作或家庭中困难的反应。然而，当数据被分组时，经期情绪周期的影响被放大，因为其他模式是特殊的。每日自我报告描述了"经前兴奋综合征"，这与传统的消极经前紧张相反（Parlee，1982b，130）。针对相同女性的追溯性报告描述女性感觉的言辞不乏带有成见的性别术语。它们将经前期综合征解释为一种医学上允许的、背离社会期望的女子本性的偏差行为。

按照固有观点来说，患有经前期综合征的女性应该暴躁、易

79

怒、暴力且失控。这些特点假设了某种对比——对比一个月内不同时间的同一女性,或对比一个"正常"女性的理想化行为,又或对比处于生育年龄的异性恋女性。有一位女医师曾讽刺道:可能所谓的经前期综合征的影响——暴躁和易怒——之所以如此突出,是因为对比的是处于其他三周的女性那讨人喜欢的社交能力(Guinan,1988)。戈卢布(Sharon Golub,1992,p.204)提议对比男性更有用:"女性的情绪可能有周期,但并没有证据表明女性比男性更倾向于发怒。事实上,男性极有可能更为易怒。男性的犯罪率和事故率明显更高。有人说过,经前最可怕之处正在于此时女性最像男性。"

不过,对照组很少被用于针对经前期综合征的研究(Fausto-Sterling,1985,pp.106-107)。调查样本未以种族、宗教、社会阶层、年龄或性取向来取样以保证样本的多样性,而且对周期的追踪也不长。对于经期女性紧张、激动、抑郁和愤怒的主观感觉也只是随便地进行定义,程度测量也不充分。虽然已有研究表明,激素受行为影响,行为也受激素影响,但在研究中,只有月经周期被假设为情绪变化的原因,除此以外便无其他(Kemper,1990;Koeske,1983)。经前紧张与犯罪、自杀以及其他破坏性行为之间的负面联系的原因可能在于情绪压力。情绪压力不仅会导致月经周期的变化，而且会导致病态行为。帕里（Parlee，1982a）发现，女性参加重要考试时很可能处于经前或经期，而犯罪的女性也是如此。

关于经前期综合征能否在谋杀审判中成为辩护理由的争议让这一综合征在 1981 年成为家喻户晓的名词（Laws，1983）。20 世纪 80 年代后期也曾有一场相似的争论，讨论的是是否让经前期综合征在《精神障碍诊断与统计手册（第三版修订版）》（DSM‐Ⅲ‐R）中成为一个官方诊断。为此，该手册推迟了两年出版（Figert，1995）。在这场论战中，美国精神病学会妇女委员会号召专业和普通女性团体来阻止这一诊断的合法化。她们认为，这一诊断有夸大所有行经的女性都可能"疯狂"的嫌疑。她们说，就算是一个严谨的定义，如果它强调对一种基本生理现象的心理反应有多严重和难对付，那么这个定义也极可能被曲解为不断发生的不稳定性和不合理性。然而，如果没有官方诊断，经前期综合征作为一种基本精神障碍，第三方保险就不会为它的治疗费付账。

谁来治疗经前期综合征的问题与这一精神障碍的定义问题

80

交织在一起（Figert，1995）。如果问题是由激素失衡造成的，那么这就是妇科医生的职权范围；如果问题主要是情绪方面的，那就应该由精神科医生来治疗。可是没有医学博士学位的心理学家、社会服务工作者以及其他心理健康工作者也要求治疗的权利，因为他们将其定义为一种社会环境问题。此外，女性主义的女性团体奋力争取自我治疗和其他的医保措施来补救这一正常生理过程中的不适。位于华盛顿特区的女性健康研究所运用女性主义网络和美国妇女心理健康联盟的邮件列表，让媒体和公众的注意集中到这件事上，并开展了一项给美国精神病学会写信的活动。

这场论战的结果是各自让步——经前期综合征列入第三版修订版以及第四版《精神障碍诊断与统计手册》的附录。这样的位置表明这一综合征的证实，以及作为确切诊断使用还需进一步研究。菲格特（Figert，1995，p.68）说，对专业和普通女性来说，这是一次失败，因为她们想要把经前期综合征完全排除在手册之外；但是，对那些需要标准来让他们的研究更好定义、更具体并有更多经费的经前期综合征研究者来说，这无疑是一次胜利。这些标准（身体和心理方面的，而不是社会环境方面的）会决定研究的设计方式，并能预测出最终结果（医学或心理学治疗，而不是关系或生活方式的转变）。正如帕里（Parlee，1994，p.98）指出，对经期的更严格标准的呼吁经常意味着，就算是在社会学家的研究中，也要设计加入激素水平的生理测定。这使得与生物医药研究者的合作成为必然。

虽然过去十多年中，积极的情绪变化已得到报告，但是在大多数经前期综合征研究中，从未有研究者探寻过这些积极的情绪变化（Martin，1992，pp.128–129；Parlee，1982b）。马丁指出，从女性主义的角度看，经前紧张可以带来积极效果——不仅可以使女性释放日常生活中因遭受难堪而压抑的怒火，而且是一种不同的意识、专注和创造力。她说："失去专注的能力是不是也意味着获得更强的自由联想能力？失去肌肉控制的能力是否意味着得到放松的能力？效率降低是否意味着对少量任务的专注度反而提升？"（Martin，1992，p.128）工作上有自主性的女性会发现自己在经期相对高产，但是工厂女工、女资料员、护士和小孩的母亲——大多数女性——都无法承担失去自律的代价。考虑到工业化社会中，工作方式和时间是经过组织的，"人们会认为女性出了故障，她们的激素失衡；而不会认为社会和工作的

81

组织需要改革,不能一味要求恒定的纪律和产量"(Martin,1992,p.123)。因为工作和家庭生活不可能重新组织安排,受不了日常生活压力的女性可能会发现,偶尔称病是有必要的,既能得到放松,又可免受责备(Parlee,1994,pp.104 - 105)。

更年期: 女性特质期的终结或高价值地位的开始?

与经前期综合征一样,关于更年期的生物医学解释重要于专业或非专业言论中的社会分析与评论(Bell,1990)。西方文化为女性身体的经历强加一层消极意义,而且强调身心分离。西方女性没有机会从自身的处境来思考她们的身体,也不认为身体是她们自己的,是受自身掌控的(Levesque-Lopman,1988)。女性经历的更年期只是文化建构的一个过程,受女性气质、愿望和生产力等观念的调节。它成为年老和生育能力终结的一个标志。由于西方女性的社会地位与她们身体和生理的关系非常复杂,更年期一直被看作实质上的妇女时期的终结(Zita,1993)。与此相反,秘鲁女性会在更年期前后获得完全的成人期,此时她们会收获社会和经济福利,并从大型家庭的日常家务中解脱出来,获得自由(Barnett,1988)。

在过去,富有的男性或是已经在学术或其他领域取得稳固地位的人,不用像中产阶级女性那样为年老感到焦虑。但是他们的文化保护可能正在消失。高度波动的经济,以及女性经济独立性和心理独立性的增强,使得男性容易受到除皱整容手术与其他整容手术、植发、染发、健身和运动养生等营销的影响(Gullette, 1993)。尽管人们会谈到男性更年期,但男性变老的标志并没有像女性更年期那样被医学化。因此,男性"针对变老做些什么"的压力不大可能受到某种医学理念的支持。这样强有力的医学理念会把自然过程变为疾病,再以"永远富有女人味"的名义,将激素替代疗法(hormone replacement treatment, HRT)变成一种惯例。① 而且,没有人会说超过 55 岁的男性没有男子气概。

更年期与经前期综合征的主要不同在于,更年期本身而不仅仅是其影响,被看作一个医学问题。停止行经、不再排卵的后果变成了一种需要依靠持续的激素取代疗法进行治疗的"营养

82

---

① 《永远的女性》(*Feminine Forever*)是威尔逊(Robert Wilson, 1966)撰写的一本推广使用雌激素的书。威尔逊是纽约市一名妇科医生,成立了一个促进雌激素使用的基金会,该基金会收到制药业一百多万美元的捐赠(McCrea, 1986, p.297)。这一时期的通俗文学中,对绝经后妇女更年期首次使用雌激素的描述是直白的。《你想知道却不敢问的关于性的一切》(*Everything You Wanted to Know about Sex but Were Afraid to Ask*)的作者在该书 1969 年版中说:"不是一个男性,但也不再是一个功能健全的女性,这些个体生活在一个雌雄同体的世界。"(引自 Fausto-Sterling, 1985, p.111)

缺乏病"(McCrea,1986)。尽管有证据表明,已有针对更年期及其伴随后果的草药疗法、大豆和其他饮食疗法的民间知识,但生物医学治疗仍被认为是唯一合法的途径（Agee,2000;Goldstein,2000）。20世纪60年代风靡的雌激素的使用,被认为能治疗更年期的心理和生理问题,如激活心态、镇定心神、消解抑郁、增强性欲、缓解潮热、减少盗汗并滋润阴道。到20世纪70年代中期,子宫内膜癌的危险促进了一项医学建议的提出。该医学建议称雌激素替代疗法,亦即激素替代疗法,只能用于与激素水平低直接相关的症状(体温变动和阴道变化),而且用量要小,时间要短。对此,制药公司发明了一种雌激素-孕酮的结合物,宣称这种结合物更安全,尽管当时有报道称长期使用该结合物可能增加患乳腺癌的风险(Lewis,1993)。

大约在同一时期,还出现了另一个扩大使用激素替代疗法的原因——防止骨量流失和预防骨质疏松症。一次关于骨质疏松症的临床会议推荐了激素替代疗法以外的一组预防方法——从饮食和补品中摄取钙,通过锻炼增加骨量、增强肌肉,进行平衡性训练并戒烟(Anonymous,2001;又见Cauley et al.,2001)。长期进行激素替代的另一目的是预防心脏病,但是激素替代疗法并不一定有效（Grodstein et al., 2001；Mosca et al., 2001）。或许是因为该疗法的直接结果和副作用具有复杂性，虽然医生和制药业大力推销，很多女性对是否要继续长期使用仍十分犹豫（Griffiths, 1999）。

有关更年期症状的早期研究大多基于那些寻求过医疗帮助或者切除过子宫的女性。为了在更多的一般人群中追踪更年期前期、中期与后期的症状，1981 年，马萨诸塞州的 38 个城镇中，有 2 572 名 45—55 岁的女性从人口普查名单中被挑选出来（Avis & Mckinlay, 1995）。① 城镇规模大小、人均收入和种族认同保证了研究对象的多样性。5 年中，这些女性每 9 个月接受一次 30 分钟的电话采访。每次采访，她们都被问及月经状况、身体健康、医保使用和社会人口状况的问题。她们被轮番问及自己的社会支持网络、生活方式（包括抑郁）和求助行为。这项构架严谨的研究发现，"自然的更年期看起来对健康或健康行为没什么大的影响。关于更年期，大部分女性并没有寻求额外的帮助，而且这些女性中的绝大多数对更年期的态度都是积极

---

① 流行病学对自然绝经的标准定义是连续 12 个月无其他原因的闭经；围绝经期被定义为月经规律性变化或 11 个月及以内的停经。

或中立的"(Avis & McKinlay,1995,p.45)。接近69%的女性并未反映受到潮热或盗汗的困扰,23%的女性反映完全没有受到潮热或盗汗的困扰。只有32%的女性说她们曾就更年期的有关症状咨询过医生,而且这些女性也可能在更年期前抑郁过。研究作者总结,其他生活事件带来的压力的影响远胜于更年期带来的压力的影响。

其他研究也表明,并不是所有女性都会像想象的那样,经历更年期的一般症状。相较于加拿大曼尼托巴省和美国马萨诸塞州的女性,日本女性较少报告在停经后经历了潮热或盗汗(Lock,1993,p.36)。[①] 一项针对印度尼西亚603位绝经后女性的采访发现,不足三分之一的受访女性报告有过潮热;她们饮用一种草本饮料,每天服用木瓜(含有雌激素)来治疗潮热和阴道干涩(Flint & Samil,1990)。荷兰有一项25—75岁的4 426名女性和4 253名男性参与的研究,该研究使用的数据通过全科医生发给患者的调查问卷取得(Van Hall et al.,1994,p.47)。研究者发现,直接与更年期相关的唯一症状是多汗(excessive

---

① 潮热和盗汗比率的比较数据:日本(1 104人)——15.2%和3%;曼尼托巴省(1 039人)——41.5%和22.2%;马萨诸塞州(5 505人)——43.9%和11.3%。

perspiration）。而模糊的病症，如眩晕、头疼、疲乏、劳累、失眠、
精神萎靡、心悸、攻击性、易怒和抑郁，既不局限于特定性别，也
不局限于特定年龄。这些研究的作者总结，针对更年期或绝经
后出现的心理问题或情绪障碍开出雌激素的处方根本没有
依据。

84

洛克（Margaret Lock, 1993, p.293）对更年期的研究发现，
更年期在日本并没有被医学化，"绝大多数医生的言谈仍然表
明，更年期（konenki）是男性和女性都必须经历的一种自然转
变。只不过出于生理构造的原因，通常认为，此时女性比男性更
容易受到身体和情绪上的困扰和影响。当然，医生们也是这样
对患者说的"。在日本，通常只出于检查是否有其他健康问题的
目的，才会鼓励女性去看医生。而且激素替代疗法的使用也非
常谨慎，一般认为草药更好。由于没有广泛使用激素替代疗法，
尽管骨密度更低，但日本女性的心脏病死亡率和骨质疏松症发
病率只有北美高加索人的四分之一。而且，她们的寿命也是全
世界最长的（Lock, 1993, pp.295 - 296）。

甚至对同一国家的居民来说，更年期症状也不可一概而论。
在"全国妇女健康研究"（SWAN）中，研究者采访了 14 906 位来自

不同种族的中年女性。分组中有高加索女性、中国女性、日本女性、非裔美国女性和西班牙裔女性。根据她们自述的病史,数据中一些始终突出的因素被定义为更年期会经历的症状,包括潮热和盗汗(血管舒缩症状),以及心理和身体方面的症状,如抑郁和头疼(Avis et al.,2001)。在对年龄、教育程度、健康和经济地位加以控制后,研究发现,高加索女性明显报告有更多的心理症状,而非裔美国女性有更多血管舒缩症状。针对女性更年期经历的多样性,有一个术语——"当地生理特性"(local biologies),表明并不存在普适性的更年期"综合征"(Lock & Kaufert,2001)。

"如果行经已经有这么多的问题,那么为什么停经也被认为是一个大麻烦呢?"戈卢布(Golub,1992,p.236)如是问道,并给出答案:"害怕:害怕变得年老,害怕失去性征,害怕变得抑郁,害怕失去健康。"但是,当这些更年期的内涵被一一梳理开的时候,健康方面引出了更为消极的态度。其消极之程度,胜过将更年期建构为变老的标志,如白发和退休,或者将其看作一个生命转变的过程,就像青春期和离开家一样(Gannon & Ekstrom,1993)。而且,那些已经跨过行经鸿沟的女性,她们距上一次行经已超过一年,却展现出非常乐观的感受——"新生活的开始,

85

感觉非常好，觉得很棒，享受人生"（Dickson，1990）。对印尼绝经女性的研究同样发现，积极感受的出现比率很高——慈爱、兴奋、幸福、有活力且井然有序（Flint & Samil，1990）。

女性主义研究考虑的不仅是个人的问题，而且是社会文化现象的问题——老年女性的社会地位，女性和男性的不同形象，在家人和朋友群体中的位置（Callahan，1993；Greer，1991；Lock，1993；Martin，1992；Voda et al.，1982。）。这些现象，因文化和社会阶层的不同而变化，构成了不同的更年期经历。因此，在美国，老年女性往往会向医生寻求帮助；在日本，老年女性则等着儿媳照顾自己（Lock，1993，p.386）。在印度，上层社会的女性被隔离，远离男性；而更年期解除了这一禁令，赋予她们出门社交和旅游的自由（Flint，1982，pp.367 - 369）。对美国女性来说，"它意味着可以避免一切经期不适，以及从处理出血、卫生巾或卫生棉条……的烦心事中解脱出来。对于仍然处于性活跃的女性，则意味着不用担心怀孕"（Martin，1982，p.175）。但更年期并不会提升女性社会地位的价值。

弗林特（Marcha Flint，1993，p.75）给西方女性的建议是，"让所有老年女性出现在我们的视野中，不是作为鬼影，而是作为完整存在的、实质的和有力量的女性"。格里尔（Germaine Greer）的宣言甚至有些挑衅："老年女性是可怕又可憎的，她不需要把别人的狭隘看法放在心上，因为50岁以上的女性已经组成西方世界人口结构的一大部分。"

经前期综合征与更年期的政治

回顾自己20多年来对行经的研究，自己参加过的会议，以及越来越多的关于经前期综合征的文献，帕里（Parlee，1994，p.103）总结说："生物医学研究者宣称他们的知识……已经胜过社会科学家的……而在通俗文化中，生物医学著作现在习以为常、顺理成章（无讨论余地）地将经前期综合征说成女性有的'某些东西'。"她指出，更年期也受到同样的待遇。在这两者的实例中，制药公司从巨大的市场获利；妇科医生在生育率低的时期，通过扩大业务范围获利；精神科医生（尤其在管理式医疗体系中）也从更大量的患者身上获利；医生兼研究员拥有的可计量的项目，都从政府机构、医药中心和制药公司获得资助。一项纵向研究发现，1980—1995年，雌激素处方的开具整体呈增长趋势，这表明医疗体系在定义和治疗更年期方面拥有至高无上的地位(Bartman & Moy,1998)。

然而,并不仅仅是企业利益驱使将女性身体和生育经历医学化。在将经前期综合征和更年期医学化的过程中,一个主要利益集团是女性自己。经前期综合征和更年期的生物医学模式对女性有利。就像19世纪晚期,中层和上层社会女性用患者的角色逃避一些责任,如生很多小孩和按照丈夫的意愿持家。今天的女性也可以用最高权威——医生的一纸经期并发症的诊断,从多重任务和伴侣对其需求的关注中暂时解脱出来(Ehrenreich & English,1973;Parlee,1994)。对于可获得医疗服务的工人阶级女性,她们在19世纪得不到什么帮助,医疗看护总归聊胜于无。

当经前期综合征和更年期给一些女性带来衰弱的身体和心理症状时,镇静剂、情绪增强剂和激素替代当然是有用的。但是草药疗法、膳食补充剂、锻炼和瑜伽也同样有效。因此,经前期综合征和更年期的医疗诊断有什么坏处呢? 第一,医疗诊断频繁使用那些有副作用的治疗方法。第二,它具体化了女性的身体和生育周期,并将其归为病态。第三,它将注意全部集中在经前期综合征和更年期不好的方面,即与它们伴生的不适和情绪沮丧导致女性就医,而忽略实地考察中多次报告过的积极方面。

第四,它让女性定期"生病",从而严重毁坏女性作为可靠员工的名声,尤其是她们向高层晋升的潜在可能。最后,女性对她们生活现状的愤怒和抗议被这样一个可纳入医疗体系的诊断轻易瓦解。

将诊断转化并反推回女性的困难

考虑到经前期综合征和更年期目前与生物医学紧密相关,了解医生办公室的情况便十分关键,经前期综合征和更年期的主要症状正是在此处变成医学诊断。在对女患者与男医生之间的问诊分析中,戴维斯(Kathy Davis,1988,pp.330‐346)描述了患者情绪激动地说到多项病症时,由衷想减轻患者痛苦的医生是如何将患者的话引向可治疗的医学综合征的。她的叙述说明了女性在经期和绝经前后,因身体和情绪的不适寻求医生帮助这一行为如何转化成医学诊断。

在表述女性就医的原因时,戴维斯说,患者不仅会描述她们的症状或疾病治疗的进展,而且会抱怨自己的社交问题、遭遇和不幸。"患者认为她们的问题是抱怨的一部分,而不是疾病的一部分;是一种经历而不是诊断种类;是严重到令她们伤心的问题。而她们自己，作为人，理应得到同情和尊重。"
(Davis, 1988, p.333)医生的任务是用医学专长来挑选出患者
"困境故事"中的重要部分。医生可以告诉患者她们的身体状
况不需要治疗，只要在问诊的时间里聆听就好。但是医生接
受的培训让他们必须"做点儿什么"，因此他们改编患者说的
现有病史来适应最接近的医学诊断，并要求患者接受诊断和
相应的治疗。

戴维斯说，这种遭遇并不是一种公开的权力和强迫。患者
之所以寻求专业医生的帮助，是因为她认为自己解决不了问
题。反过来，医生也感觉自己有责任提供实际的帮助。因为医
生的观点和知识都与生物医学有关，因此患者的困难就转化为
医疗诊断。在医学上，重要的是患者的生理或身心反应，而不是
患者的社会处境或社会地位。治疗方法是开具药物处方，而不
是帮助患者理解生活出了什么问题或者鼓励患者自己对困难采
取行动。"不仅女性的难题被剥离了她们的背景，被迫归入医学
相关专业体系；在很多情况下，全科医生似乎在一开始的时候也
无法理解，这个问题怎么会成为问题。"(Davis, 1988, p.345)

尽管戴维斯的研究中并没有女医生的对照组，费舍尔(Sue

88

149

Fisher,1995)关于女患者与男医生和女从业护士之间问诊的差异研究表明,即便是那些对患者关怀备至的医护人员也有不对等的权力,他们既会为谈话设立合适的话题界限,也会为了遵循他们认为最好的治疗方法,在谈话中对患者施加压力。不过,女从业护士确实会更多注意到患者对自身生活方式和现状的描述,能作为女性为她们的患者提供更多能力和知识,并且不大可能提及关于女性角色和行为的传统观念。她们还倾向于建议针对患者的特殊需求进行治疗。

在医疗体系的等级中,女医生位于男医生和女从业护士之间。除非她们已建立起一套女性主义意识和以患者为中心的做法,否则,她们对待女患者不大可能与男医生有什么差别(Lorber,1985)。然而,就像我们从关于医学问诊的研究中看到的,女医生确实听得多、说得多。可尽管如此,她们也极有可能与男医生一样,用医学诊断来处理更年期问题并建议使用药物或者激素(Bush,1992)。

要想不使用医学方法来处理经期和更年期的不适,可能只有突破传统医学体系才能实现。其他的治疗方法,如食疗、按摩、锻炼以及营养品和草药疗法,可能比医生开的激素和镇静剂更适用于女性日常生活中模糊的周期性症状（Harrison，1985）。[①]
但是对治疗方法的搜寻还是没有解决那个更大的问题：为什么经期伴有的微妙或显著的身体和情绪变化，会被认为是反常的社会性问题，而不是每日、每周、每月、每年里自然变化的一部分呢？对此，人们需要一个不同的视角，它能全面意识到性别问题，以及种族歧视、社会地位不平等、关系地位、父母的责任、工作压力，以及其他女性一生中会遭遇的处境等具有的后果：

> 如果我们在经期前生气或伤心，说明我们心中本来就是如此，而且肯定是有理由的。经期不会另外给女性带来毫不相干的问题——这是她本身就有的。（Laws et al.，1985，pp.57－58）

小结

在本章中，我们指出生物医学对行经和更年期的关注——

---

① 针对"女性疾病"的最著名药剂之一是平卡姆（Lydia E. Pinkham）的蔬菜复合剂。它于1875年首次投入市场，地点就在马萨诸塞州平卡姆女士的家外。这种药剂被制造了一百年（Stage，1979）。它的配方是"北美肺筋草根、活根草、黑升麻、互生叶马利筋根和浸渍葫芦巴籽，悬浮于约19％的酒精中"（p.32）。推荐剂量是每日三勺。

目前医学和科学研究认同的观点，可能会为女性个人和西方女性的地位带来严重后果。医学的关注焦点让模糊的生理和心理症状转化成疾病诊断。科学与大众媒体的报道也忽视经期和更年期带来的积极感受——快乐、活力和幸福，这些感受在一些调查和采访中被反复报告，而且有从未咨询过医生的女性参与了这些调查。

虽然针对经前、经期和更年期生理与心理问题的治疗确实为一些女性减轻了痛苦，但是相关综合征也延伸到每一名女性生活中所有可预期的阶段。而后，这些综合征会毁坏大多数女性的社会地位，因为它们证实了女性作为技术工人的不可靠，尤其是女性不能享有权威地位。

在美国，将更年期解释为一种营养缺乏症的行为，已导致医生均以长期激素替代疗法来处理潮热、盗汗和阴道干涩等特定症状，处理如抑郁、失眠、疲劳和性冷淡等模糊症状，以及预防心脏病和骨质疏松症。对于某个女性，短期使用激素或许可以有效治疗非常不舒服的症状，但长期使用激素会有罹患乳腺癌和子宫癌的风险。对大多数女性而言，更年期意味着失去女性的重要特质（生育的潜能）的观点，削弱了老年女性作为完整的人的地位。

跨文化和跨民族的研究证实了关于行经女性和绝经女性不同的观点。在有些文化中，行经女性具有一种精神和创造力的光环。与此相似，在那些从仪式和社会角度认为经期是人生转折的国家中，经期的开始与结束是重要的事件——经此，女性的地位发生了改变：从儿童到适婚女性，从母亲到可敬的长者。

对行经和更年期的生物医学模式的女性主义评论着重强调，这一模式具有合理化西方社会中女性从属地位的消极作用。这些评论也宣传了长期接受抗抑郁药、镇静剂、激素的治疗可能存在的风险和副作用，还宣告了将所有女性贴上周期性丧失能力或情绪失控标签的做法带来的诬蔑性后果。这些评论没有诋毁一些女性经历过的不适和衰弱症状，并且介绍了短程专用医学疗法，以及其他替代疗法的功效。评论还称，从社会心理和社会情景的角度来研究行经与更年期，将会产生关于女性在"每个月的那个时候"和"人生中的那个时期"的感受与行为的更全面的认知。

90

第六章

生殖器手术：性别化的身体

> 身体的感受，并不是一个人的附属物，而是一个人的一部分。身体感受绝不能脱离它依附的身体。(Bourdieu, 1990, p.73)

在西方文化中，女性和男性自愿接受整容手术，如隆胸和阴茎增长术，用物理手段塑造外貌，使自己符合理想的女性之美和阳刚之美(Bordo, 1993, 1999; Davis, 1995; Kaw, 1998; Luciano, 2001)。这些手术可能会导致感染和系统损伤，但为了响应文化对人们的理想化期待——女性和男性的身体看起来应该是什么样——人们仍愿意接受这些手术。[①] 另外，有些成年人

---

① 对普通人和医疗人员来说，现在在网上和光盘中能看到的理想人体通常是西方白人的身体(Moore & Clarke, 2001)。

（间性人）选择接受生殖器手术来改变自己的生殖器，以此变更自己的（社会）性别，或者从某种程度上说，变更自己的生理性别。[①]

由于这种手术是成年人自愿进行的，因此需要将它与另一种在儿童身上实施的生殖器手术区分开来——后者因儿童的年龄太小，无法给出知情同意。经成人同意，在儿童身上实施的生殖器手术分为三种——仪式性生殖器手术、常规生殖器手术，以及对天生外阴性别不明（间性）的婴儿实施的"净化手术"。最普遍的仪式性女性生殖器手术是切除阴蒂（阴蒂切除术）和外阴唇。对男性来说，仪式性的和医学上的生殖器手术只包含切除阴茎上的包皮（包皮环切术）。[②] 针对间性人的手术都是医疗手术，包括缩小或增大生殖器官，以制造出看上去更正常的阴蒂或阴茎，以及打开或缝合下面的部位来制造阴道或阴囊。间性人手术的目的在于再造生殖器以符合孩子的指定性别，使其达到

94

[①] 变性人改变的是他们性别的解剖和身体部分（很多从女性变男性的变性人除了做生殖器手术，还要切除子宫和乳房），但是他们的染色体仍然是 XX 或者 XY。用于抵消内部系统男性化或女性化的激素，会改变他们的第二性征——皮肤组织、肌肉组织、身体脂肪分布、毛发生长和乳房。通过手术和激素手段解决"性别焦虑症"又是一例医疗化的有问题结果（Nelson，1998）。

[②] 另一惯例是尿道割礼，即从尿道将阴茎切开并弄成扁平状，因此排尿只能蹲着进行。这种割礼只在澳大利亚土著人中存在（Montagu，1974）。

可接受的常规尺寸。

仪式性女性生殖器手术在很多国家是一个健康和人权问题，而且移民与难民也引起西方世界对这种手术的关注。间性人手术及其伴随而来的激素治疗均由整形外科医生和内分泌科医生实施，因此百分之百是医疗措施，但是它们也引发身体完整性和儿童权益的问题。医疗专业人员对新生男婴实施的常规包皮环切术同样引发类似的担忧，因为通常情况下，这一手术不是婴儿身体必需的。无论是仪式性或常规生殖器手术，还是对性别不明儿童的外阴的再造手术，都是出于文化原因将婴儿和青春期孩子的身体改造成社会认同的男性或女性形象。这些手术创造出以性别区分的身体，是顺应社会对阳刚和阴柔的身体的价值观的压力而做出的一系列有风险且往往危害健康的行为的一部分(Bourdieu，1990，pp.66－79)。

女性割礼

2 000多年来，在横跨非洲中部的广阔地带，人们用各种形式的女性生殖器手术来确保女性婚前的贞洁，抑制其婚后的性欲，并达到好的美学效果。(人们认为被切除的生殖器丑陋不堪，像是男性的。)割礼后，由于撕裂和出血，分娩变得更危险；而且割礼后还有感染的风险，女性终其一生还可能有泌尿系统问题(Bashir，1997)。然而，关于女性在割礼后的死亡率或即时和长期并发症比率，尚无全面的数据。有一些研究报告了有关割礼后的问题的数据，针对这些研究的一项综述发现，割礼后，患尿路感染的比率为4%—16%，失血过多的比率为7%—13%，感染败血症的比率为1%(Obermeyer，1999)。一些仪式性的生殖器手术还可能增加艾滋病感染率，但对此尚无系统研究(Brady，1999)。

莱特富特-克莱因(Hanny Lightfoot-Klein，1989，p.31)估计，20世纪80年代居住在非洲的女性中，切除了阴蒂和阴唇的人数为9 400万。在苏丹，90%的年轻女孩接受了割礼；在马里，接受割礼的女性人数比率为93%(Dugger，1996)。在埃及，估计有75%的家庭切除女儿的外生殖器(Ericksen，1995)。1996年，美国通过一项法律，规定所有女性割礼均违法。虽然存在文化冲突，但其他有大量非洲移民的西方国家也采取了同样的措施(Raliman & Toubia，2000；Winter，1994)。

这些割礼包括从相对温和的"逊奈"(切除阴蒂顶部)到"改

95

良的逊奈"（切除部分或全部阴蒂），再到阴部封锁或者说古埃及法老王的割礼，即切除阴蒂和外阴唇，刮除阴部内层，最后将边缘缝合起来，在阴道口形成一个桥状疤痕组织，只留一个小孔用于排尿和行经。[①] 很多女性在分娩后还要再次缝合阴道，甚至多次重复这一过程。这被称为"为男性做的割礼"（adlat el rujal），因为这种割礼的目的是为男性创造更大的性快感。[②] 埃里克森（Karen Paige Ericksen, 1995, p.313）用了 10 年时间在埃及采访了 65 位母亲和 21 位割礼执行者，她发现，无论在什么地方，由谁实施，这些割礼都是一样的：

> 无论是在农村地区还是在开罗市区，无论由谁执行——助产士、理发师、专业医生或巡回的"割礼专家"……，割礼的顺序基本是一致的。如果是在医生诊室进行，手术前可能会先给女性一些温和的镇静剂，如安定。除了缝合术，也会使用手术仪器，不过根本没人提及术后的健康检查。

[①] 详细描述参见 Lightfoot-Klein, 1989, pp.32 - 36。
[②] 西方产科有一项与此类似的手术，即外阴切开术（分娩时为了避免撕裂，医生会依照惯例切开阴道和肛门中间的部位），在分娩结束后，医生会紧紧缝合这个切口，将阴道恢复至产前大小（Rothman, 1982, pp.58 - 59）。

虽然实施女性割礼的一个主要原因是抑制女性的性欲，以此保证女孩的贞洁和妻子的忠贞，但报告显示，割礼对性体验的影响非常不同。在苏丹，莱特富特-克莱因(Lightfoot-Klein, 1989, pp.80 - 102)采访了一些切除阴蒂并且缝合阴部的女性，其中90%的女性说，阴茎插入时极其痛苦，但是在这之后，她们都经历过完整的性高潮。然而，埃尔·达瑞尔(Asma El Dareer)以2 375名基本全都缝合了阴道的女性为对象的调查却发现，只有25%的女性每次或有时会有性快感(El Dareer, 1982, p.48)。最近采访过非洲女性的人类学家称，女性接受割礼后的性快感体验极其不同(Leonard, 2000a; Obermeyer, 1999)。

这些采访也揭示，让自己的女儿接受割礼是非洲女性的重要责任(Williams & Sobieszyzyk, 1997)。这些女性说，天然的女性生殖器不洁且丑陋，而割礼会创造出更讨人喜欢、更光滑、更富有"女人味"的生殖部位(Abusharaf, 2001)。她们还感觉，这些割礼是女性身体本身的一部分，如果是青春期的女孩，这可以让她们变成潜在的成年女性。然而，并不是所有割礼仪式都历史悠久。伦纳德(Lori Leonard, 2000b)在乍得(Chad)进行的一项研究发现，有一个村庄，成群的青春期女孩开始一起去切除

96

阴蒂,并举行女子出入社交的庆典。这是一项自愿进行的仪式,就像身体穿洞或文身,不需要征得家长或村里长老的同意。这个地方的女孩是否接受割礼,并不影响她们的适婚性和友谊。而在另一个村子,大约 30 年前,女性割礼还不是一项传统仪式,但是当地一些年轻女性从附近的部落借鉴了割礼以及相关的庆典。之后,这种新的成人礼的潮流就确立下来,约 30 年后,几乎没有女孩能不遭受嘲讽和放逐而免受其害。

以西方的观点看,女孩子年龄太小,未经其自身同意就在她们身上实施割礼是最极端的虐待儿童的形式。但是,对视割礼为文化信仰中根深蒂固的一部分的社会来说,不让女儿接受割礼严重违反了父母应尽的责任。[①] 在世界上的一些地方,割礼充满宗教、道德和美学价值,割礼仪式让女孩成为适婚的女人。不过,格林鲍姆(Ellen Gruenbaum,2000)通过在苏丹 5 年的实地调查发现,由于伊斯兰教活动家的影响、社区医疗教育者的工作和非洲受教育女性的努力,一些改变正从内部发生。西方社会对女性割礼仪式深感愤怒并为之作出许多外部努力,但在那

---

① 有关文化冲突的讨论可参见 Abusharaf,2001;Gruenbaum,2000;Shell-Duncan & Hernlund,2000;James,1994,1998;Leonard,2000a;Obermeyer,1999;Shwerder,2000;van der Kwaak,1992。

些盛行割礼的国家，这经常招致强烈反对。这种文化观的冲突使得一位人类学家不禁疑惑：正如非洲经历过割礼的女性无法理解西方女性怎么能忍受她们那丑陋的生殖器，西方女性是否也永远无法理解为什么非洲女性自愿接受割礼并且让自己的女儿也照做（Obermeyer，1999）？尽管西方人不愿批评其他文化中女性的信仰和习俗，但女性主义和人权政策着实谴责家长制的社会结构，因为它们控制和压迫女性；这些政策也指责女性割礼之类的习俗，因为它们是女性从属地位的一部分。

仪式与医学上的男性生殖器手术

97

男性生殖器手术仪式的历史比女性割礼更长，也更为普遍（Gollaher，2000）。[1] 在女孩要经历生殖器手术仪式的地方，同一年龄段的男孩也要进行此项仪式。但是，还有很多社会，女孩不用接受割礼；而男孩一生下来或者在年轻时，必须割除包皮。男性割礼，即包皮环切术，在非洲一些地区是男子成年礼的一部分，也是一种犹太民族和伊斯兰教的宗教誓约。因此，

_____

[1] 公元前 4000 年的一座埃及坟墓上，描绘了两个年轻男性被实施割礼的场面。

接受割礼的男性人数比女性多。从文化角度来说，男性割礼和女性割礼的结果极为不同。两者都标志着孩童的性别和性别地位，然而对男孩而言，他们的社会地位是主导地位，而女孩是次要地位。

在西方社会中，医院会对新生男婴实施包皮环切术，但并非出于宗教原因。美国的男性新生儿包皮环切比率最高，为64％；加拿大有48％的男婴被切除包皮（AAP，1999）。而在亚洲、南美洲和中美洲以及欧洲大多数地区，包皮环切术并不常见。在美国，包皮环切术的实施比率因母亲的受教育程度和种族而不同，白人母亲的男婴的包皮环切比率为81％，非裔母亲的男婴的包皮环切比率为65％，而西班牙裔母亲的男婴的包皮环切比率为54％（Laumann，1997）。对年长男性来说，母亲有高中文凭的男性切除包皮的概率比那些母亲没有上完高中的男性高出2.5倍。对年轻男性来说，关键的影响因素是他们的母亲是否有大学文凭。

从健康角度进行的关于男性生殖器手术的辩论指出它的风险与利益的衡量对比。在撒哈拉以南的非洲，青春期前的男性割礼会招致高风险，但同时也存在很多潜在的益处。而在西方社会的医院中，对男婴实施包皮环切术，风险低，收益也不大。

20世纪90年代，流行病学和医药学刊物上曾报道过包皮切除与艾滋病传播可能存在关联。当艾滋病在非洲迅速蔓延时，研究者发现，广泛实施男性割礼的地区的发病率低于不实施男性割礼的地区（Caldwell & Caldwell，1996；Halperin & Bailey，1999）。截至1999年，有28项针对以异性传播为主要方式的艾滋病感染中男性割礼的影响的研究发表。这28项研究中，有2篇综述发现，接受过割礼的男性感染艾滋病的风险明显降低——至少降低了一半；而高危人群中，接受过割礼的男性，感染的风险更低（OTarrell & Egger，2000；Weiss et al.，2000）。这些研究涉及撒哈拉以南的非洲男性人口。更早的一项来自内罗毕和肯尼亚的研究则发现，丈夫或长期男性伴侣接受过割礼的女性，感染艾滋病的风险降低了三分之一（Hunter et al.，1994）。针对男男性行为中艾滋病的传播率与包皮环切的关联的研究相对少得多，但已有数据也显示出类似的风险降低（Kreiss & Hopkins，1993）。

这种割礼之所以会带来保护，似乎有以下几个原因

98

（Szabo & Short, 2000）。第一，生殖器疮痛和性传播疾病在保留包皮的男性中更为普遍，而这些疾病会促进艾滋病病毒的传播。第二，有观点认为，包皮含有一种细胞，该细胞可能是艾滋病病毒的主要感染目标，而且该细胞在包皮中的密度很高。第三，包皮本身就易受微创口和溃疡的伤害，而这两者正是细菌的入口。当然，一些社会变量可能在男性割礼与低艾滋病感染风险的关联中起一定作用，如宗教信仰，但这并不影响其结果（Weiss et al., 2000）。

尽管低风险率主要出现在青春期前经历过割礼仪式的男性之中，不过并没有人建议说，所有高危男性都需要立即切除包皮；但是，有不间断的实验项目鼓励将包皮环切术推广到没有割礼传统文化的地域（Baile et al., 2000）。一项来自坦桑尼亚的报道称，那些来自无割礼文化种族的城市中学男生，可能也已经接受了割礼（Nnko et al., 2001）。但是，除非有资金来负担包皮环切人员培训、消毒液和针对术后并发症的药物等费用，否则，贸然实施割礼可能会带来灾难性后果（Ahmed et al., 1999）。南非就有过类似报道，未受过专门训练或年迈的传统外科医生在青春期男孩身上实施割礼，结果手术非常失败；此外，还报道过因手术刀未消毒而导致的艾滋病感染事件(Cauvin, 2001)。

关于在撒哈拉以南的非洲实行包皮环切术以保护男性不受艾滋病感染这一益处的讨论，以及美国关于包皮环切术在预防尿路感染、阴茎癌和性传播疾病方面的利益与风险的讨论，已混为一谈。在西方社会，围绕包皮环切术的争议大多针对医院在新生男婴身上实施的常规手术。[①] 华盛顿州一项历时 9 年，针对 354 297 例包皮环切术进行风险—效益分析的研究发现，术后立即出现并发症的有 287 例，即并发症比例为 1：476 (Christakis et al., 2000)。最常见的并发症是出血和局部感染，但也有意外截断阴茎和阴茎再植的事件报道(Siegel-Itzkovich, 2000)。

美国儿科学会包皮环切术特别工作组曾回顾过往 40 年的医学文献，以评估这种包皮环切术的风险与益处(AAP, 1999)。他们对益处的评估显示，未曾切除包皮的男婴在 0—1 岁间，1 000 人中有 7—14 人患有尿路感染；而切除包皮的男婴，1 000 人中仅 1—2 人尿路感染。然而，未切除包皮的男婴在 0—1 岁

99

---

① 据估计，美国每年有 120 万名新生男婴被实施包皮环切术，总费用为 1 亿 5 千万美元—2 亿 7 千万美元。如果手术在医院实施，大多数保险计划和医疗补助计划都会承担这部分费用(AAP, 1999)。

间患尿路感染的绝对风险不足 1%。新生儿包皮环切术为婴儿之后患阴茎癌提供了一些保护；不过在阴茎癌这方面，整体风险更低——每年，100 万名男性中只有 9—10 例。报道称，美国的尿路感染和阴茎癌的发病率太低，根本没有必要对男婴实施常规包皮环切术。该工作组承认，包皮环切术具有保护男性不被艾滋病和梅毒感染的可能性，但是主张预防行为将更有效。工作组建议，家长应当被告知包皮环切术的潜在收益和风险，而且包皮环切术完全是选择性手术。美国医学会支持美国儿科学会（American Academy of Pediatrics, AAP）关于包皮环切术的政策声明：

> 现有科学依据证实新生男婴切除包皮的潜在医学益处，但这些数据并不足以建议将新生儿包皮环切术常规化。在潜在收益与风险并存，而该手术对孩子目前的健康并不是必不可少的情况下，家长应当决定什么才是孩子的最大利益。为了作出知情选择，所有男婴家长都应该被告知确切而公正的信息，而且应当具有商讨决定的机会。如果家长决定要实施包皮环切术，医院必须提供止痛措施。

（AAP，1999，p.686）①

反对包皮环切术的活动家们提出的另一个问题是，它会降低性敏感。在 19 世纪，包皮环切术和阴蒂切除术都被建议用于遏制自慰，这也导致活动家们认为切除包皮肯定会使性敏感变得迟钝（Zoske，1998）。然而，1992 年，1 410 位 18—59 岁美国男性参与的美国卫生和社会生活调查的数据显示，自我认定已经切除包皮的男性出现性功能障碍，如（尤其在年纪较大时）无法高潮的风险只略低一点（Laumann et al.，1997）。该调查还发现，切除了包皮的男性会有更多种类的性行为，也更常自慰。但是不同种族在这一问题上的区别表明，与切除包皮的可能性相关的社会因素导致这种区别。鉴于这些评价是如此主观，对于未曾切除包皮的男性与切除了包皮的男性给予和获得性快感的区别，可能永远无法得到客观数据。正如佩奇（Karen Ericksen Paige，1978，p.46）在一个世纪前预言的：

100

几个世纪以来，男性都在争论性敏感问题。切除包皮

---

① 关于抗议，参见 Schoen et al.，2000。

的男性认为他们的阴茎更加敏感；未切除包皮的男性则认为，经常将龟头暴露在外接触衣物会使其变硬。有些男性认为，有包皮可以延缓高潮，给男性更多控制力；其他男性则认为完全相反。这一争议永无定论。性敏感好像在男性心中，而不是在他们的包皮上。

随着西方社会对女性割礼的关注不断上升，也有一项类似的运动反对男性生殖器手术成为出生后的常规手术。[①] 西方活动家们认为，女性和男性的"割礼"是相同的，因为在他们看来，切除阴茎包皮就会丧失性敏感，而且感染和后继损伤的风险与女性割礼一样。不过，他们并没有组织抗议非洲的青春期女孩和年轻女性的割礼仪式。西方关于男性生殖器手术的辩论并没有聚焦在文化冲突上，而是聚焦于健康的风险—收益问题、费用问题和性敏感问题。

———————

① 部分参与组织有：美国包皮环切术信息资源中心组织（NOCIRC），美国停止男性虐待和身体残害组织（NOCIRC），停止婴儿包皮环切组织（SICSOCIETY），反对包皮环切手术医生组织（DOC），未来包皮保护兄弟会（BUFF），美国男性修复组织（NORM），阴茎修复组织（RECAP）；另有一个信息网站，即包皮环切术参考图书馆（CIRC）；在线期刊《包皮环切术》（*Circumcision*），由医学博士范·豪（Robert Van Howe）担任编辑。相对地，也有网站展示了"来自医生、医学机构和研究者的包皮环切术相关信息"。

犹太新生男婴和穆斯林青春期男孩的割礼仪式几乎很少被提及。有些犹太人曾呼吁，继续施行割礼仪式，但不真正切除包皮（Goldman, 1998; Kimmel, 2001）。而且，一些犹太学者和伊斯兰教学者也质疑：《希伯来圣经》和《古兰经》是否确实要求所有的男孩和男人只有切除包皮才能成为其宗教团体中的正式成员（Aldeeb Abu-Sahlieh, 1994; Hoffman, 1995）。[①] 此外，世俗的反割礼活动家还指出身体完整性的问题，以及男童具有拥有完整生殖器的权利，并且希望得到国际社会的支持。

与女性割礼一样，切除男性包皮的习俗为的是群体而不是个人。男性割礼仪式表明了一位父亲对其家族长辈的忠诚——"这是可见的公开证据，证明他们宗族的一个分支单位的领头人愿意将其家庭最宝贵的政治资产，他儿子的阴茎，托付给他人"（Paige & Paige, 1981, p.147）。男性和女性割礼都反映了男权意识——女孩要贞洁，妻子要忠贞，男孩则取得男子气概的象征。正如基梅尔（Michael Kimmel, 2001, p.48）所说：

　　　割礼……是父权制度被复制的时刻。在这一刻，父权

　　① 从犹太教视角对反割礼运动进行的评判可参见 Levenson, 2000。

制发生作用,父亲的统治被复制,男性特权和权力从一代传到下一代,父亲的权力在儿子身上得以实施和体现,儿子某天又会将这种权力实施在他们的儿子身上。

措斯克(Joe Zoske,1998)从性别角度审视非宗教仪式的割礼,将其描述成精神仪式,在男孩出生时就给他们灌输作为成人应有的男子品德——体验过暴力,强忍过痛苦,以及情感疏离。但是,由于这些心理反应更可能在经历过割礼的女孩身上出现,有人对这一"品德"的性别化感到十分诧异。

间性人的生殖器手术

如果一个婴儿出生时,从传统观点看,生殖器的男性或女性特征不明显,也会被施以生殖器手术。[①] 有 1.7％的婴儿天生性染色体、内部生殖器官和外生殖器异常,或有其中一到两项异常,但并非所有异常都是肉眼可见的(Fausto-Sterling,2000,

---

① 一项关于解剖学教科书中的生殖器的综述显示,在女性主义运动之前,解剖学教科书中都省去了阴蒂的各种形态,甚至未描述阴蒂的结构(Moore & Clarke,1995)。

pp.50-54)。①在西方社会，外阴性别不明的婴儿会被指定一个性别，通常会接受"净化"，也就是通过手术让他们的性器官符合这一指定性别。然后他们就会按照这一指定性别身份被抚养长大，但是这一性别可能与他们的内部器官或性染色体并不相符(Dreger，1998；Kessler，1998)。

在 20 世纪 20 年代和 30 年代，泌尿科医师杨(Hugh Hampton Young)改良了这种处理间性婴儿的外科手术(Chase，1998)。在 20 世纪 50 年代，莫尼(John Money)，著名的性研究者霍普金斯(Johns Hopkins)以及儿童内分泌科的创建者威尔金斯(Lawson Wilkins)创立了出生后立即干预的惯例，他们的医疗方案也被美国的医院广泛采用。早期干预背后的理论是莫尼的一个观点，他认为性别身份到孩子 2 岁时才能确定。北美间性人团体的创始人蔡斯(Cheryl Chase)这样描述目前仍在使用的约翰斯·霍普金斯模式：

如今，间性婴儿的出生被视为一种"心理学上的紧

① 一些基因异常在产前能被发现，但医生很难准确预测它们的影响，这样就使得是否要继续妊娠的选择很艰难(Abramsky et al.，2001)。

急状况",需要多学科综合治疗小组的间性专家采取一些行动。值得注意的是,这些间性专家是外科医生和内分泌医生,而不是心理学家、生物伦理学家,也不是间性人互助组织的代表或间性儿童的父母。治疗小组检查婴儿,选择男性或女性为指定性别,然后告知父母这就是孩子的真实性别。医学技术……随后就被用来保证孩子的身体尽量符合和接近指定性别。(Chase,1998,p.191)

间性人在药物治疗之外,还必须接受多次手术来创造符合指定性别的生理和身体结构,而内部器官和激素输入的问题都会被留到青春期来解决(Minto & Creighton,2001)。

对间性人的性别指定是一种生物医学判断。心理学家凯斯勒(Suzanne Kessler)采访了治疗间性婴儿的小儿科整形医生。她发现,对外阴性别不明的儿童的性别指定,取决于阴茎或阴蒂的大小。根据她的研究,只有在外科医生感觉他(而且经常是一个男医生)能做出一个尺寸足够大的阴茎时,这个小孩才会成为一个男孩,否则,孩子的指定性别就会是"女性"

(Kessler,1998)。凯斯勒指出,关于孩子性别的这一社会决定,以及通过手术来实施这样的决定,都被医学言辞掩盖了。医生给家长的信息是,孩子的真实性别就是男或女,为了让异常的生殖器符合真实性别,手术是有必要的。而事实上,这种性别就是一个社会谎言,因为孩子最后往往还是具有双性生理特征,却被指定为"男性"或"女性",也只能根据指定性别的惯例来适应社会。

凯斯勒指出,女性和男性生殖器在大小上有很大不同。她针对性别分类如何被强加于这种明显可见的不同评论道:

> 外科医生创造的理想化的二分法中,生殖器就意味着性别。关于两性有一个概念,鼓励将"女性生殖器"和"男性生殖器"说成同质类型,而不管一种类别中有多少变异性。相似地,"间性"的概念掩饰了一个事实,即"间性的生殖器"与男女两性生殖器的差异同男女两性生殖器与理想化的生殖器形态的差异一样大。(Kessler,1998,p.132)

20世纪90年代曾有一项运动,抗议在间性婴儿身上实施

"净化"手术（Chase，1998；Turner，1999）。① 该运动称，这种手术损害生殖器，之后会毁掉性快感。从杨的一个案例中可以推断，没有接受手术改变性别的真正的雌雄同体人，是有可能获得性快感的。② 艾玛（Emma）生于 1937 年，同时拥有阴道和像阴茎的阴蒂。艾玛被当作女孩养大，但她用阴茎和女人发生关系，用阴道和她的丈夫行房事。她拒绝封闭阴道以男人的身份生活，因为此举可能意味着离婚，而且不得不找个工作。艾玛的性别身份是女性，但从生理上说，她是双性。因此，在与丈夫和女情人的关系中，她都可以算是异性恋。不做"净化"手术，不指定性别而保留多重性别是有可能的，艾玛就是一个例子。

反对婴儿和孩童时期做生殖器手术的活动家们建议将所有的手术都保留到青春期，那时孩子的知情同意就可行了（Chase，2000；Kipnis & Diamond，1998）。然而，即使间性人的生殖器在婴儿时期没有经过改造，使其看着像男性或女性，大多数间性

---

① 尽管一些间性人群体共同发起过一些运动，但间性人已经发展出一个更具对抗性的组织——北美间性人组织（Intersex Sociaty of North American）。该组织有自己的网站，并出版在线新闻刊物《有态度的双性人》（*Hermaphrodites with Attitude*）（Chase，1998）。其目标是停止对婴儿实施生殖器手术，以及让公众更关注间性人。

② 艾玛的故事参见 Chase，1998，pp. 190 - 191；或见 Fausto-Sterling，2000，pp.42 - 43。

人也都不可避免地被分为男性或女性（Zucker，1999）。一个性别中立的或者雌雄同体的或者不分男女的人，在这个人们第一次见面就要将对方分类的社会中，非常不招人待见。社会身份就是以性别区分的身份，身份证件和政府记录文件一再被按照性别划分。西方社会只有两种性别，"男性"和"女性"。但生殖器官可能是女性、男性或不明确的。其他人会设想，在富有女人味或男子气的衣着下，这个人有对应的生殖器——"文化生殖器"（Kessler & McKenna，1985）。正因为我们的世界依据性别划分得如此泾渭分明，而生殖器又是身体上的性别象征，无怪乎间性婴儿的家长别无他法，只能让医生造出看起来合适的生殖器。在他们眼中，让孩子带着男女不分或看着就不对的生殖器长大，会造成心理上的伤害，还会招致同龄人的羞辱和潜在性伴侣的拒绝。

凯斯勒说，有一种更进步的，但可能只是理想化的方案，那就是将生殖器的差异看作"女性和男性含义的拓展"（Kessler & McKenna，1985，p.131）。她说的是身体的多样性，但是正如我们在这章中读到的，文化也有多样性——有的男性有包皮，有的没有；有的女性有阴蒂和阴唇，有的没有；有些女性的阴道被缝合,有的则没有。

生殖器手术的根本目的是创造一致性。生殖器应该看起来"正常",而且要准确标示这个人的性别。生殖器与文化相关,因为它们不一定符合激素或基因反映的性别。在更衣室(这个地方总是很危险)看起来与他人不同会遭到非难(Preves,1998)。在这里,医学再次为社会作出了贡献。接受"净化"生殖器手术的孩子实际上经历的是社会控制手术,以此来永葆性别一致。

生殖器手术的政治性

女性割礼仪式要切除阴蒂——女性性敏感的主要来源,这与给有大阴蒂或小阴茎的间性儿童做的手术非常相似。因为切除"多余的器官"比造一个"缺少的器官"要容易,所以很多间性儿童被女性化,以至于她们有着"好看"却不敏感的生殖器。女性割礼与间性手术有明显的相似性,但是,抗议"女性生殖器毁损"的西方女性主义者,并没有抗议对间性婴儿实施阴蒂切除术。在美国,禁止女性生殖器毁损的联邦法案明确将对间性婴儿实施的"阴蒂切除术的医学处理方式"排除在外。蔡斯(Chase,1998,p.206)说,非洲世俗压力下的女性割礼十分可怕,而(美国)医学著作中,间性手术的临床治疗十分具象客观,两者对比鲜明,却掩盖了一条意识形态的信息：这些表现都显示出非洲割礼以另一种方式存在,而且历史悠久;因此,现代化的西方社会虽采用类似割礼的医学处理手段,大家却缄默无声。"他们的"生殖器切除是野蛮的仪式,而"我们的"是科学。他们损坏生殖器,而我们把异常的生殖器改正。蔡斯还指出,间性人的"不正常"需要被"改正",因为它们质疑性别与身体的假定关系,并且证明有些身体不符合"男女二分法"(p.208)。

与之相反的关注点则体现在反对男性生殖器手术的运动中。该运动致力于在发达国家停止对男婴的包皮环切,其针对的主要对象是常规性医学包皮环切术。该运动的成员称,为新生男婴切除包皮的常规手术的潜在益处只有预防疾病感染,如艾滋病和男性及其女性伴侣的癌症,却存在手术失败和感染的直接风险。至于宗教原因,很少有人支持不切除包皮的犹太教割礼(Goldman,1998),或者宣称割礼不是伊斯兰教固有的(Aldeeb Abu-Sahlieh,1994)。反对医学上对男婴实施包皮环切术的西方运动与非洲年轻男性的割礼没有关联,虽然有文件记录,相较于西方医院的包皮环切手术,男性割礼有更高的感染、致残和死亡风险(Ahmed et al.,1999;Cauvin,2001)。

　　生殖器手术可能会有相似的结果,但手术的原因为各种政策作出了解释。在年轻女孩身上实施的割礼,通常也未经她们同意,目的是控制她们的性行为,并让她们恰到好处地表现出"女人味"。女性社会地位次要、缺乏公民权利都与生殖器手术一样,属于政治问题。在犹太教和伊斯兰教中,对男婴或青春期男孩实施割礼,是宗教仪式的一部分,也未经他们同意,却让男孩成为地位更高的一个群体。在非洲,青春期男孩的割礼是他们渴望经历的启蒙的一部分。除了切除包皮,还包括离家几周去学习男人的职责和行为,让他们从男孩变成男人。在美国,新生男婴在医院接受包皮环切则是一项医疗手术,关于它的健康收益和风险以及它对性敏感的影响,一直存在争论。对间性儿童实施的生殖器手术含有女性割礼的因素,体现为对儿童的不公,而且手术的目的在于按身体性别划分儿童。不过,与西方医院切除包皮的惯例一样,这也是一项有争议的医疗手术。

　　这几种生殖器手术的共同之处在于,从文化角度看,它们都构成以性别作区分的惯例。在2000年前后,有关人士共同反对这些手术，立足点都是人权和儿童权利，为的是"生殖器健全"。① 反对生殖器手术的联合运动要想成功，还必须处理文化冲突和这些冲突中的性别问题——性别身份问题，以性别划分的身体看起来应该是什么样的，以及生殖器作为性别标志的问题。

小结

新生男婴和幼儿接受的生殖器手术并未获得他们的知情同意；青少年在同龄人与父母的压力下，接受作为成年礼一部分的生殖器手术。基于文化对忠贞的看法，以及女性身体应当看起来是什么样的传统观点，女孩被切除阴蒂和外阴唇，以适合结婚，变得有女人味。在同一文化群体中，男孩被切除阴茎上的包皮（割礼）才能成为男人。男婴出生8天后或在青春期前接受割礼，也是犹太教和伊斯兰教宗教誓约的一部分。

① 美国包皮环切术信息资源中心组织及其在澳大利亚的分会于2000年12月在悉尼发起第六届国际生殖器完整性讨论会——在21世纪保卫基本人权。会议讨论了犹太教割礼和医学上的男性与女性生殖器手术，但未关注对间性人实施的手术，以及伊斯兰教传统男性割礼。美国包皮环切术信息资源中心组织和停止婴儿包皮环切组织于2001年4月在华盛顿特区发起"性别完整意识周"活动。这次活动的目的在于吸引公众关注，并且，既然女性割礼已被定为违法，他们也希望男性能得到法律的同等保护。公开信息表里有间性人活动家，但他们并没有参与同一时期举行的第七届国际生殖器完整性讨论会。该届会议主题为"新意识"。

在西方社会，尤其是在美国和加拿大，新生男婴的包皮环切术一直都是一项常规医疗手术。生来外阴性别不明（间性）的孩子，也被施以生殖器手术，以此根据选定的性别，使生殖器看上去像阴蒂或阴茎。

106　　　　在过去 25 年中，所有这些手术一直遭到医护人员和人权组织运动者的抨击。反对者称这些手术会导致不必要的心理创伤和肢体残损，进而降低性敏感，还会引发严重的急病或长期并发症。针对这些观点，手术支持者征引存在已久的文化宗教传统和男女性别身份认同的重要性。赞同割礼的人则指出其具有医学上的益处——割礼有可能预防尿路感染、阴茎癌和女性伴侣的宫颈癌，还可以降低感染艾滋病的风险。支持在间性婴儿身上实施生殖器"净化"手术的观点称，在以性别区分的社会，没有儿童可以保持无性。因此，生殖器作为性别的可视标志，应当看起来是明确的男性生殖器或女性生殖器。

　　　　在生殖器健全、人权和儿童权利的旗帜下，反对各种生殖器手术的运动已经团结起来。充斥在这些辩论中的意义，就如同这些生殖器手术，都是关于一个符合习俗的女孩、男孩、女人或男人必须是什么样。然而问题是，这些意义因文化、宗教，以及关于生殖器与性的美学和生理学的根深蒂固的观念不同而有所差异。因此，即使受到反对运动者的批评和由此导致的法律限制，这些手术仍有可能继续实施。

109

第七章

一种现代瘟疫：性别与艾滋病

> 后来被称为艾滋病的同性恋疾病，缓慢地、隐蔽地、安
> 静并野蛮地蚕食着新的人群：女性和她们的孩子。
> (Nechas & Foley, 1994, p.88)

艾滋病(获得性免疫缺陷综合征，acquired immune deficiency syndrome)疫情的蔓延，正如过去的瘟疫，是文化习俗、经济和政治的反映。1981年，当艾滋病第一次在美国出现时，它被媒体和医学文献认定为在城市、同性恋中，且多在中层和上层阶级白人中流行的疾病。[①] 它被认为由滥交和奢靡的生活造成，被

---

① 美国疾病预防控制中心的追踪调查始于1981年，但直到很多年后，这些有关奇怪的肺炎和年轻男同性恋群体中的罕见癌症的持续医疗报告才得到政府的回应(Shilts, 1987)。

称为"GRID"，即同性恋相关的免疫疾病。艾滋病随后在异性恋女性中出现，这明确表明它可以通过任何形式的性行为传播，婚姻和长期关系无法提供保护。当使用血液替代作为常规治疗的血友病患者开始感染艾滋病时，感染途径缩小到通过血液和精液传播。① 随后，使用注射器的吸毒者被证明是极易感人群，因为他们有可能因共用针头和换取毒品的性交易而染上艾滋病，男性和女性都是如此，长期关系的伴侣也不例外。当艾滋病疫情蔓延到非洲、印度及亚洲其他国家时，它首先是沿着"卡车路线"，通过异性性传播——临时工男性在寻找工作或做司机时，停下车与妓女发生性关系，而后回到家中感染他们的妻子并生下感染艾滋病的孩子。

今天，在世界各地，艾滋病被视为一种导致免疫反应减弱从而极易遭受其他（机会性）感染的疾病。它成为一种世界范围内的贫穷男性、女性和儿童的瘟疫（流行病），他们中的绝大多数是非裔、西班牙裔或亚裔。在所有国家中，对抗艾滋病的过程一再展示，诊断、治疗和制止一种流行病在面对同性恋、种族歧视、性

110

---

① 几乎所有在 20 世纪 70 年代中期至 80 年代中期注入凝血因子的血友病患者都呈艾滋病病毒抗体阳性(Kolata, 1991)。绝大多数艾滋病病毒抗体呈阳性的成年血友病患者是已婚男子，他们的妻子被感染的概率也很高。

别歧视和根深蒂固的经济分化时的挑战。艾滋病的全球化也为边缘化群体(男同性恋和女同性恋群体、女性群体、有色人种群体)如何团结在一起,通过社会运动的力量改变公共卫生政策与实践提供了光明的图景。

从生物医学上说,艾滋病是因 HIV－1 病毒进入免疫系统细胞,摧毁其抵抗疾病的能力而引起的(Abimiku & Gallo,1995)。人有可能在携带艾滋病病毒的情况下存活一些年,那些因免疫系统受到严重削弱导致感染而引起的肺炎、失明、腹泻和脑部退化(艾滋病全面暴发的症状)才是死亡的原因。药物组合可以延缓并缓解艾滋病症状的发展,因此对那些能够得到治疗的人来说,艾滋病现在不再是绝症,而是一种慢性病。然而,艾滋病的治疗方案复杂且昂贵,而且药物会产生严重副作用。幸好,一种在可能导致艾滋病病毒感染的风险性行为或注射后立即使用的组合疗法,已被证实在阻断感染上是可行的(Kalin et al.,2001)。

生理感染的脆弱性是变化的,因此并不是每个暴露在艾滋病感染源中的人都会出现艾滋病病毒抗体呈阳性或迅速发展出艾滋病症状。1996 年,一个防止病毒锁定到细胞上的基因突变的发现，意味着在世界各地，有相当多的人体内存在一个内置的防艾滋病病毒感染的保护装置，甚至更多人在感染艾滋病病毒后可以延迟自身免疫系统的崩溃（Dean et al.，1996；Liu et al.，1996）。[①]

在社会中，艾滋病一直是一种多分支的流行病，表现在不同时期的不同人群中，以不同的途径传播。除了健康和疾病的其他方面，一份聚焦于男性与女性间的性别刻板印象和结构性不平等的分析，对了解艾滋病图景而言必不可少。在每一个国家，女性艾滋病患者在社会和经济上往往处于比男性更不利的地位——她们更年轻，更贫穷，受教育程度更低，而且较男性艾滋病患者更少被雇用。这导致的结果是，女性没有同等机会获得艾滋病病毒检测、咨询和新的治疗手段。在美国，过去 10 年中，男性新增艾滋病病例数减少量是女性新增艾滋病病例数减少量的两倍。[②]

111

在本章中，我们将探讨艾滋病传播的全球性社会背景和

---

① 该基因的双拷贝能够防止感染；单一拷贝似乎可以使艾滋病症状的发展延缓 5—10 年。

② "Women and HIV/AIDS," Fact sheet，2001. Kaiser Family Foundation Web site.

艾滋病患者的医疗保健。借助社会性别分析，我们着眼于该疾病的人口统计数据，概述感染和传播这种病毒的风险，面向那些有艾滋病症状的人群的社会支持与照顾，以及这种感染和疾病的社会与文化建构的影响。[①] 考虑到面对艾滋病的不同环境和人群，我们研究了本地和全球性流行病的性别影响。

艾滋病数据

联合国艾滋病规划署收集和编制了全世界艾滋病感染和艾滋病的发生率（新增病例）与流行率（现有病例）的统计估值。这些统计数据包括那些据报道为艾滋病病毒抗体呈阳性或因免疫系统受损而接受治疗的易感人群。[②] 20 世纪 80 年代至 21 世纪初，全世界有 6 000 多万人感染艾滋病病毒，截至 2001 年底，4 000 万艾滋病病毒感染者与艾滋病共存。他们中的大多数人最终在 15—24 岁间死亡。在全球范围内，艾滋病

[①] 建构论视角中与艾滋病相关的话题可参见 Lecvine，1992；Treichler，1992，1999。

[②] 机会性感染的第一例报告是卡氏肺囊虫肺炎和卡波西肉瘤，该病会导致皮肤、黏膜和内脏的病变。美国医生在 20 世纪 70 年代末以前很少见到这两种疾病。现在，当免疫系统被艾滋病病毒削弱时，可能出现的状况激增至三十多种。

位居死亡原因的第四位。在撒哈拉以南的非洲，艾滋病是导致死亡的首要原因。随着 2001 年新增 300 万艾滋病感染病例，超过 2 800 万的非洲人携带病毒生活。在东欧，尤其是俄罗斯，新增艾滋病病例数上升非常迅速，仅 2001 年就出现 25 万个新增感染病例。现有 100 万感染艾滋病的人居住在该地区，且预期数字更多。在高收入地区，如北美、欧洲和澳大利亚的部分地区，也出现了新增病例的回潮。[①]

2000 年，美国艾滋病病毒携带者或艾滋病患者的估计人数是 92 万，其中 25％是女性。相比于世界其他地区，艾滋病在美国人群中的分布比例不均衡。非裔美国女性仅占美国女性人口的 13％，但她们占据 1999 年新增女性艾滋病病例的 63％。美国男性和女性艾滋病感染者集中在不同的感染源种类下。截至 2000 年，35 775 位感染艾滋病病毒的女性中，41％是通过异性性接触而感染，20％是通过注射吸毒而感染。在 92 503 位感染艾滋病病毒的男性中，45％是通过与男性发生性关系而感染，14％是通过吸毒而感染（参见表 7.1）。[②]

---

① "AIDS Epidemic Update," December 2001. UNAIDS Web site.
② "Women and HIV/AIDS," Fact sheet, 2001. Kaiser Family Foundation Web site.

112

表 7.1　美国艾滋病与艾滋病病毒的感染类型和性别分布（2000 年）

感染类型	累计总数（人）					
	艾滋病病毒携带者①			艾滋病患者		
	男性	女性	总计	男性	女性	总计
男男性关系	41 818		41 818	348 657		348 657
注射吸毒	12 686	7 033	19 719	137 650	51 592	189 242
男男性关系并注射毒品	5 752		5 752	47 820		47 820
血友病/凝血障碍	439	23	462	4 847	274	5 121
异性性接触	6 553	114 589	121 142	27 952	50 257	78 209
输血、血液分离、纸巾接触	376	415	791	4 920	3 746	8 666
其他/不明原因	24 879	13 715	38 594	48 343	19 042	67 385
总人数	92 503	135 775	228 278	620 189	124 911	745 100

资料来源：HIV/AIDS Surveillance Report："U.S. HIV and AIDS Cases Reported Through June 2000." U.S. Department of Health and Human Services, National Center for HIV, STD and TB Prevention.

艾滋病的年龄分布也不均衡，80％以上的艾滋病病例年龄在 20—44 岁之间（参见表 7.2）。非洲、印度及亚洲其他国家的艾滋病患病率和死亡率的人口统计学报告同样表明，艾滋病会毁灭年轻的成年人，在一些村庄甚至消灭了整整一代人，只留下

---

① 这些艾滋病数据只包括那些可信的艾滋病病例报告。

孤儿和年迈的爷爷奶奶。在南非，艾滋病的流行已猛烈袭击了
年轻女性，在已故女性中，死于 25 岁者比死于 60 岁者还多
（Dorrington et al.，2001）。

表 7.2　2000 年 6 月美国艾滋病病例确诊年龄分布①

确诊年龄（岁）	男性（人）	女性（人）	总计（人）	百分比（%）
＜5	772	835	1 607	1
5—12	252	204	456	0
13—19	2 292	2 970	5 262	4
20—24	11 471	6 053	17 524	13
25—29	18 778	7 149	25 927	20
30—34	20 786	7 098	27 884	21
35—39	17 021	5 474	22 495	17
40—44	10 866	3 437	14 303	11
45—49	5 729	1 803	7 532	6
50—54	2 848	813	3 661	3
55—59	1 352	458	1 810	1
60—64	714	235	949	1
≥65	646	285	931	1
总人数	93 527	36 814	130 341	100

资料来源：HIV/AIDS Surveillance Report："U.S. HIV and AIDS Cases Reported Through June 2000." U.S. Department of Health and Human Services, National Center for HIV, STD and TB Prevention.

---

① 这些艾滋病数据只包括那些可信的艾滋病病例报告。

虽然早在 1982 年,美国就有女性感染艾滋病的报告,医疗专业人员仍花了数年时间确认女性会感染艾滋病。[①] 疫情之初,临床试验和大众媒体关注的焦点是女性感染男性和儿童的潜在可能,而不是她们被感染的潜在可能。研究人员随后发现,在异性性关系中,女性比男性更易感染——男性对女性的传染率比女性对男性的传染率要高得多(Padian et al.,1987;Padian et al.,1991)。2000 年,全球约 55％的成年艾滋病病毒感染者和艾滋病患者为女性。[②] 因此,了解和预防艾滋病的母婴传播成为国际艾滋病防治共同体的当务之急。

被广泛接受的性别分类可能不适用于对艾滋病病毒感染率的估计。性取向并不能精确预测性行为,因为许多自我认知为异性恋或同性恋的男性和女性存在"跨界"关系(Goldstein,1995;Scheper-Hughes,1994)。

为人熟知的人群,如"娼妓",涵盖了出售各种各样性服务的女性、男性和儿童异质范围(Patton,1994,pp.48-59)。这一名

---

① 更早的报告,参见 Masur et al.,1992;Wallace et al.,1983。关于医学专业人士的迟缓反应,参见 Corea,1992;Patton,1994。关于最新的问题,参见 Goldstein & Manlowe,1997。

② "The Status and Trends of the HIV/AIDS Epidemic in the World." 2000. U.S. Census Bureau Web site.

称模糊了重要的危险变量，如身为一个专门的性工作者，这一人群相比于那些以性为交换获取毒品者更有可能促进避孕套的使用（Moore，1997）。[①] 进行性交易的儿童是所有人群中最脆弱易感的，因为他们不太可能对他们的客户提出任何要求，而且他们常常要遭受阴道和肛门的撕裂，而这正是艾滋病病毒感染的温床。尤其面临风险的是被招募到拉丁美洲和东南亚从事色情行业的贫穷年轻女性和流浪儿童（Bond，1992；Wawer et al.，1996）。面临最大风险的人群类别是共用针头的吸毒者和他们的性伴侣，通常以个别病例形式出现。他们不向社会机构和社交网络提供能够鼓励或阻碍危险行为的数据（Crystal & Jackson，1992；Kane & Mason，1992；Neigus et al.，1994）。

在美国和欧洲，用以减少或延迟艾滋病病毒感染者患上机会性疾病的药物使得他们的寿命变得更长，但也导致人们放松对高危性行为的警惕。这导致那些艾滋病病毒感染率已下降或稳定的地区，感染率再度上升。[②] 除了新病例数量上升，艾滋病

---

① 由于性和毒品具有双重经济效应，现在的疾病预防控制中心建立了一个类别，"以毒品或金钱为目的进行性交易者"（Patton，1994，p.56）。

② 当面临感染风险的人数达到"饱和"时，疫情也会稳定，因为已经没有多少人未被感染了（Bloor，1995，pp.31-32）。

病毒携带者寿命更长与艾滋病患者人数更多、死亡率更低,使能够传播艾滋病病毒的人数增加。[①]

还存在一种可能的"二次波动",即年轻的男同性恋感染者觉得艾滋病目前是可治愈的,因而不再那么警惕不安全性行为。与此类似,对易感性的否认同样有可能发生在年轻女性中。美国 25 个州的报告显示,青少年女孩在异性性交中的艾滋病病毒感染率在 1994—1998 年之间增长了近 117%,注射吸毒导致的艾滋病病毒感染率也增加了 90%(Lee & Fleming,2001)。

这些艾滋病病毒和艾滋病统计数据是人们在社交网络和性别关系中的行为的结果。了解性别的社会建构意义——作为一名男性意味着什么(例如,多次匿名的性接触),以及作为一名女性意味着什么(例如,生几个孩子),在制作艾滋病流行地形图时是十分重要的。同样重要的是,对那些面临最大风险的人群的关注——耻辱、贫困、有限的卫生保健资源与政治无力感的交

[①] 统计数据的解释可能是混乱的,而且显露出矛盾。近年来,美国的统计数字显示,尽管特定群体的艾滋病病毒感染率/艾滋病发病率(新增病例数)有所减少,但患病率(现有病例数)有所增加。多亏了联合药物治疗,现在,人们在艾滋病病毒感染/艾滋病发病的情况下能够存活更久,因此新增病例数加上现有病例数,病例总数增加了。

织。要了解这些数据对这些受影响的人群和他们的家庭意味着什么，以及应该为他们建立何种保健和公共卫生政策，我们必须着眼于传播、风险和预防的社会背景。

社会传播途径

每个人患上艾滋病的风险程度并不一致。艾滋病病毒的传播可依种族、社会阶层、性别、性行为、静脉注射吸毒和获取其他性传播疾病治疗的途径汇聚为不同群集。在美国南部的农村，那里的非裔女性感染艾滋病的比例超乎寻常，而失业、吸毒、未成年怀孕、感染性传播疾病、教育和医疗服务不足、根深蒂固的长期贫困等严重妨碍了其他高危人群已取得的进展，尤其是男同性恋者(Sack，2001)。

流行病学家谈论不同类型的艾滋病病毒传播模式与核心人群在模式一和模式二两种国家的分布情况——"少数是经常发生性行为的个人，而多数是那些人们觉得不会染上艾滋病病毒的人和他们的伴侣"(Bloor，1995，p.16)。模式一的国家通常是那些发达国家或西方世界。在这些国家，艾滋病病毒的传播途径主要是未采取防护措施的肛交，以及使用未经消毒的药物注射器。染上艾滋病病毒的大多是男性。核心人群是那些与同性发生无防护措施性关系的男性，以及共用针头和注射器的吸毒男女。模式二的国家以发展中国家为主，主要是非洲、印度等亚洲国家。在这些国家中，艾滋病病毒的主要传播途径是异性性交。几乎一半的艾滋病患者是女性。患者集中于从事性交易的女性和男性民工，如卡车司机，以及让妻子留守乡下务农，自己进城务工的民工（Bloor，1995，pp.10 - 54）。在这些地区，"仅仅比较一下迁出各大城市的传播模式和迁出路线上人群感染的比率就可以精确追踪传染病的传播途径"（Specter，2001，p.77）。

正如媒体曝光的，静脉注射吸毒是一项有着多重污名的社会性行为。不仅是共用注射器针头的人存在感染艾滋病病毒的风险，针头使用者的性伴侣通常并不知道他们吸毒，因此也存在感染的隐患。基于信任和忠诚的长期关系使得他们形成紧密相连的关系网络、日常习惯，因而极易产生具有高风险的行为。对纽约某个高艾滋病传染率地区的深入研究发现：

> 70％的静脉注射吸毒受访者……注射过毒品或同配

偶、性伴侣、跑步伙伴、朋友或其他认识的人共用过注射器。　116
在静脉注射吸毒者的社交关系中，有风险的关系网络经常
建立在多重的长期关系上，如亲属、朋友、婚姻、密切的性关
系和经济关系。吸毒关系与其他社会关系的交织意味着，
减少注射吸毒者艾滋病病毒传染的风险行为的尝试可能会
对其他关系中的人群带来影响，而这些社交关系网络里的
人又可能促进或阻碍这些尝试的成功。（Neigus et al.，
1994,pp.75 - 76)

来自美国、瑞典、澳大利亚、荷兰的各项研究证明，针头兑换
和戒毒项目降低了艾滋病病毒的感染率(Espinoza et al.,1988；
Hartgers et al.,1992)。参与用户不仅能免费获取干净的注射
器，而且可以获得关于安全性行为和戒毒的相关信息。①

美国刑事司法体系，特别是监狱体系营造了一个充斥着
艾滋病病毒的环境。即便我们把艾滋病和监狱当作男性的健
康问题，因为在 1999 年，几乎 95％的监狱人口是男性，②但许

---

① "Innovative Approaches to HIV Prevention: Selected Case Studies." 2000.
UNAIDS Web site.

② U.S. Department of Justice Web site,2000.

多带着艾滋病病毒出狱的人会将疾病带给他们的女性同伴。的确,有很多男性入狱之前就已携带艾滋病病毒,即使他们一开始没有携带艾滋病病毒,诸如毒品注射、无安全措施的性行为、文身等风险行为也都增加了他们在狱中感染艾滋病病毒的机会。尽管这些风险行为对囚犯而言是非法的,但它们确实会自愿或被迫发生。监狱里的艾滋病患病率和发病率不断攀升,不仅美国如此,挪威、爱尔兰、法国、德国、阿根廷、巴西和洪都拉斯都是如此。[①]

美国一项针对监狱中男性与他们的女性伴侣的纵向研究发现,尽管监狱并不向他们提供避孕套或干净的注射器,但男性囚犯中的一半都有静脉注射毒品的过往经历(Zack & Grinstead,2001;也可参见 Polych & Sabo,2000)。这项研究进一步显示,大多数囚犯出狱回到女性伴侣身边时,仍会发生无安全措施的性行为。他们的伴侣通常知晓艾滋病的风险,但如果他们是固定伴侣,她们并不会认为自己处于感染艾滋病的危险中,因为她们并没有意识到监狱中攀升的艾滋病感染风险。出狱后,基于

[①] "HIV and AIDS in the Americas: An Epidemic with Many Faces." 2000. UNAIDS Web site.

同辈人的干预有效增加了避孕套的使用，并减少了毒品的注射
(Grinstead et al.，1999)。[1]

安全性行为

"安全性行为"这一词条已被列为艾滋病防治用语。实际
上，仅安全性行为就包含许多涉及专业人员、伴侣、同龄人、性工
作者的技术装备和亲身实践的诀窍(Moore，1997)。因此，安全
性行为是一种具象化的知识形式(Haraway，1989)。对性行为
风险的判断通常在节欲的掩护下进行，但指望在一段长期关系
中节欲是不切实际的，即使双方有一方是艾滋病病毒携带者，而
另一方不是。在任何一段关系中，对性行为风险的预估不可避
免地具有主观性，并倾向与伴侣协商。

安全性行为通常需要天然橡胶制品辅以完成。通过使用隔
离装备，大多数涉及体液交换的性行为都能得到改善，从而减少
风险。例如，男用和女用避孕套在肛交、异性性交和口交中的使
用。乳胶手套可以保护双手，口交套或保鲜膜可以使口交更安

---

[1]　关于降低被监禁女性的艾滋病和性传播疾病风险的讨论，参见 Hogben &
St. Lawrence,2000。

全(见表 7.3 中关于性行为、安全与风险的清单)。

118　　　　　　　　　　　　表 7.3　性行为、安全与风险

安全或极低风险的性行为

肉体按摩

拥抱、搂抱、相互依偎

相互手淫

社交接吻、干吻或舌吻于除嘴、生殖器和肛门以外的任何部位

干磨蹭(生殖器互相摩擦碰撞,模拟真实性交动作,但双方保持衣冠整齐)

共浴

电话性爱、网络性爱

意淫

调情

没有擦伤或出血的施虐受虐游戏

观看色情电影、书籍、现场舞蹈

可能安全或可能带有风险的性行为[①]

湿吻

使用乳胶避孕套的肛交

使用乳胶避孕套的阴道性交

使用乳胶避孕套的拳交

使用乳胶屏障的口交/为男性口交但不伴随射精

使用乳胶屏障的指交

水中性爱——接触尿液(没有开放性伤口的情况下)

可能不安全的性行为[②]

无乳胶屏障的口交(尤其在女性月经期间)

无乳胶屏障的指交

无乳胶屏障的拳交

无乳胶屏障的情况下共用性玩具

　　[①②]　只有在"可能安全"和"可能不安全"的类别中,创新的和有争议的安全性行为观念才能被不断重塑。修饰语"可能"为判断创造了空间,从而使个人更轻松,避免承担指定致命建议的潜在责任。

续　表

不安全的性行为
无避孕套的肛交
无避孕套的阴道性交
用他人的体液自慰
无乳胶屏障的情况下舔舐肛门
血液接触
在女性月经期间为其口交

改写自：C. Winks & A. Semans. 1994. *The Good Vibrations Guide to Sex.* Pittsburgh, PA: Cleis Press.

众所周知，男用避孕套是最好的预防艾滋病病毒感染和其他可通过性行为传播的疾病的防护措施。但长期的异性或同性关系中很少使用避孕套，因为"使用避孕套被认为是对伴侣缺乏信任的象征。因为，如果对伴侣有着深厚的感情，通常不会把对方当作潜在的病源，无论其个人是否存在疾病风险史"（Kelly，1995a，p.346）。正如一位年轻女性说："我们现在所处的社会是，不信任等于责任，恐惧象征健康。"（Daum，1996，p.33）

对男性来说，安全性行为掌握在他们自己手中，即取决于他们是否使用避孕套。如果男性性伴侣不愿意，女性很难让他们使用避孕套（Wermuth et al.，1992）。女性害怕因坚持让他们使用避孕套或让他们接受检查而使他们产生暴力反应（Cooper，1995，p.287）。因此，为了便于女性掌控，诞生了女性使用的避孕产品。女用避孕套是由聚氨酯塑料制成的宽松鞘状套。它的一端是封闭、易弯曲的内环,另一端是牢固的外环。内环置于女性的子宫颈处固定,外环覆盖外阴和阴唇。性交过程中无须等到阴茎完全勃起再进入阴道。这种避孕套可以在行事之前就放入阴道,不会使性交过程中断。

女用避孕套能够有效预防艾滋病和其他性传播疾病,从而节约治疗开支,拯救生命。然而,一个女用避孕套两三美元的价格对很多女性而言都难以承受(Marselle et al.,2001)。[①] 泰国的研究人员发现,当男用和女用避孕套在性工作者群体里推广使用时,有防护措施的性行为数量激增(Fontanet et al.,1998),不过女用避孕套并不特别受欢迎。1996 年,在一项对旧金山湾区的研究中,性工作者称女用避孕套会产生噪声、很累赘,而且昂贵(Moore,1997)。受访者表达了她们对女用避孕套的不满:"它就像一个结肠造瘘袋,而且太贵了。我宁可用 25 美分一个的男用避孕套。"哈德利(Hadley)说:"我觉得那玩意儿与性完全没关系。"

---

① 该女性健康公司与联合国艾滋病规划署协商,同意以较低的价格在几个发展中国家开展促销活动。

　　尽管多项研究表明，女性主导的用以防治异性间性疾病和艾滋病传播的避孕产品存在市场需求（Elias & Coggins，2001），但需要花费多少精力协商使用女用避孕套仍是一个问题。一项在纽约、巴尔的摩和西雅图展开的研究，对 604 名处于感染性传播疾病和艾滋病边缘的高危女性进行了随机对照试验（Van Decanter et al.，2002）。这些女性被分配到各个小组并通过视频、临床医生示范和亲自用骨盆模型进行实践，接受如何使用女用避孕套的培训。通过访谈和自填问卷，研究者发现，"女性主导"这个词或许使用得不恰当，因为她们仍然需要与伴侣协商才能使用。避孕套的使用培训是有益的，但有自信提出使用避孕套同样重要。

　　讽刺的是，比起情感关系中的性行为，防治艾滋病的实践在交易性性行为中取得了更大的成功。性工作者更了解安全性行为的方法和措施，也更倾向于采用。一项对纽约 3 066 名妓女的长期研究发现，大量集中发放避孕套、口交套、消毒剂套装、食品、睡袋，以及提供可以获取更多帮助的咨询和转介机构，使得艾滋病病毒感染率大幅下降（Whitmore et al.，1996）。布卢尔（Michael Bloor）在其关于妓女的探讨中提到："在艾滋病的传染

防治上最讽刺的是，公共健康的维护主要依赖社会上最受轻视、最被边缘化的群体。"(Bloor，1995，p.75)

风险与防治的性别政治

由于艾滋病首先是一种性传播疾病，性行为中被插入一方的弱势地位是他们可能感染艾滋病的根源。在墨西哥、巴西和亚洲的色情观光业，性别分类被性关系中强势的一方践踏。自认为是异性恋的男性与男性情人、女性情妇、男女性工作者（通常都比较年轻）以及他们的妻子之间进行肛交、性交（Alonso & Koreck，1989；Bloor，1995，pp.19–24；Parker，1992）。在巴西做了大量实地考察的人类学家舍珀-休斯（Nancy Scheper-Hughes）指责道：

巴西男性的社交假想中存在着一个性放纵的特殊之地，在那里，一切都被允许，没有禁忌，也不存在性罪恶。"人类学家"指出，在巴西人的性观念中，对性口味和性偏好的"宽容"包括：所有性别认同者之间的肛交、口交，跨种族、跨代际的性爱，尤其是流动而普遍的双性恋。

（Scheper-Hughes，1994，p.993）

任何关于艾滋病风险因素的探讨都要明确社会权力中性行为和性别差异的范围。①

无论性别结构如何，关系越亲近，伴侣之间越不可能采取安全性行为。因此，加强"强调安全性行为是人们关爱与呵护伴侣的方式"这一社会观念或许是改变性行为的方法（Kelly，1995a，p.346）。②舍珀-休斯可能会说，规定那些在古巴感染了艾滋病的人必须发誓承诺才能允许他们走出疗养院，对艾滋病的防治可能会更有效："与未感染、不知情的人发生无防护措施的性关系就是谋杀。与未感染但知情的伴侣发生双方自愿的性关系就是犯罪。"（Scheper-Hughes，1994，p.999）

由于艾滋病的传播存在于关系之中，我们得分别检查那些牵涉到男性的女性、牵涉到男性的男性、牵涉到女性的女性。在所有类型的性关系中，许多人不仅与男性同时也与女性发生性关系，因此没有人仅仅是异性恋或者仅仅是同性恋。

---

① 更多有关权力、文化，以及艾滋病传播中女性的恋情与感染后存活的讨论，参见 Amaro & Raj，2000；Jenkins，2000；Reid，2000。

② 另可参见 Browne & Minichiello，1996；Kelly，1995b；Lear，1995。

男性与女性

在美国,女性感染艾滋病的主要途径之一就是与艾滋病患者无安全措施的异性性交。艾滋病在非裔女性和拉丁裔女性群体中的传染率高于白人女性,某种程度上是因为她们更多地居住在吸毒、暴力、强奸、性交易和滥交发生率很高的贫困社区(Hammonds,1992;Lewis,1995;Nyamathi & Vasquez,1989)。很多非裔和拉丁裔女性一生中都遭遇过强奸,这意味着艾滋病传播的风险更高,且更难对其展开检测(Molitor et al.,2000)。

20 世纪 90 年代早期,女性性工作者被指责传播艾滋病(Campbell,1991;King,1990),但随后的报道指出,比起男性,女性更易被携带艾滋病病毒的异性传染,因为射精是极有效的病毒输送途径,而精子能够在阴道存活数天(Nicolosi et al.,1994;Padian et al.,1987;Padian et al.,1991)。一项对 379 对年龄在 30 多岁、伴侣固定的异性恋白人情侣展开的 5 年多的跟踪研究发现,其中 72 位妻子为艾滋病病毒携带者的男性中,只有一位被传染,而 307 位丈夫为艾滋病病毒携带者的女性中,有20%被传染(Padian et al.,1991)。

对一些女性而言,与偶然的性行为或钱色交易的情况相比,在恋爱关系中更难做到在性生活中坚持使用男用避孕套或采取其他安全措施。一项对 377 位居住在佛罗里达的不同种族和阶层女性的研究中，268 位有固定伴侣的女性中有 47％说她们在性交和肛交中使用避孕套的次数不足一半，而剩余 109 位与买春者发生性关系的女性中有 70％称她们使用避孕套的次数多于一半（Osmond et al.，1993）。这项研究还发现，一旦性交中使用了避孕套，它的使用率就会变成压倒性的。因为在性交易中，女性决定使用避孕套，而她的性伙伴对此也接受，女性就会更加自信，而男性也会更加顺从。然而，在佛罗里达的研究中，非裔女性劝导她们的固定伴侣使用避孕套的成功率更高（86％，而总体平均比率只有 26％）；她们处于相对不稳定的关系中，也较少在经济上依赖她们的固定伴侣。

对 185 位 14—19 岁有固定异性伴侣的非裔和白人青少年的研究发现了相似的模式，即双方关系越不稳固，感觉自己处于艾滋病风险边缘的较年轻的白人少女和较年长的非裔少女，越有动力去协商使用避孕套的事宜（Gutierrez et al.，2000）。坎贝尔（Carole Campbell）指责风险控制项目的前提都是将协商使用避孕套的责任强加在女性身上：“这些对策会助长‘安全性行为是女性才有的责任或担心'这种思想。它们未能解决'为什么女性更应该在一开始就主动地去协商采取安全性行为'这一问题。也就是说,这些策略未能解释为什么安全性行为不是男性应该关心的事情和责任。"(Campbell,1995,p.205)认识到女性在两性关系中相对无力的地位,就明白在双方自愿的无安全措施的两性关系中感染艾滋病时,男性的责任更大(Borchert & Rickabaugh,1995)。

除了公认的"女性难以使她们的伴侣使用避孕套"的困境,所有西式艾滋病防治项目强调的内容都基于教育和个人责任。年轻人可能了解很多关于艾滋病传播和风险的知识,但是对避孕套的使用可能因社会准则中对性行为的禁忌而知之甚少(MacPhail & Campbell,2001)。一些社区对风险的了解和解读通常对错参半,对防护措施的采用也同样如此(London & Robles,2000)。

男性与男性

在20世纪80年代中期的工业化国家,对以社区为基础的组织,如女同性恋、男同性恋、双性恋以及跨性别群体,施以阻挠和警示的工作预防并中止了艾滋病在男同性恋者间的传播与恶化。艾滋病在白人男同性恋者中出现是在 1994—1998 年间。[1]

然而，在 20 世纪 90 年代末期，采取风险性行为的年轻男同性恋

数量一直在攀升（Ekstrand et al.，1999）。一项对旧金山地区男

同性恋者的调查发现，声称自己在肛交中总是使用安全套的人

数从 1994 年的 69.6％降到 2000 年的 49.7％。而同一时期，与

多于一位同性伴侣发生无安全措施肛交的男性也从23.4％增加

到 48.8％（Goode，2001）。1998—2000 年，在美国 6 个城市展开

的一项调查发现，新增感染艾滋病的 23—29 岁男性的比率是

4.4％：其中，白人是 2.5％，美籍拉丁裔是 3.5％，非裔是14.7％。

在所有了解安全性行为的男性中，有 46％称有过无安全措施的

肛交。在这项研究中，与同性发生关系的非裔男性感染艾滋病

的概率是同龄白人男性的 5 倍。[2]

尽管许多女性主义者为女性企图说服男性爱人或丈夫使用

避孕套时的无力发出哀叹，谴责建立在爱情基础之上的性生活

是不安全的（Osmond et al.，1993，p.116），对男同性恋者的研究

也发现了同样的现象——与异性恋关系一样，"插入式性交被视

123

---

[1] "Trends in the HIV and AIDS Epidemic." 1998. CDC Web site.
[2] "Key Findings from CDC：HIV/AIDS Update 2001." CDC Web site.

为亲密、爱和信任的象征,常常在固定性伴侣间发生。与固定性伴侣发生关系常常比临时性伴更容易产生不安全的性行为"(Bloor,1995,p.57)。有防护的偶暂式性交与夫妻间无防护的单配式性交的区别存在相当大的风险,因为不管是同性还是异性间的爱情关系,个体都可能高估伴侣的忠贞度,忽视自己和对方的性交史。

澳大利亚的男同性恋者与临时性伴在公共场所发生关系时并不经常选择肛交,而更倾向于口交。肛交一般是长期关系特有的,它表达了信任、亲密、彼此的关联、谦让、对过往性关系的否定(Connell & Kippax,1990)。于是悖论产生了——在最需要使用避孕套的地方,避孕套却被使用得最少:

> 从"安全性行为"被定义为肛交时使用避孕套(普遍的理解)而肛交等同于双方特殊的亲密关系的意义上来说,亲密度较低的性行为(在外偶然的性行为)似乎不需要防护措施。从另一个角度来说,在一段关系中,性被当作一种单配性的典范(是对方的唯一),**出于双方的亲密关系**而可能被当作"安全"的。大多数处于恋爱中的被调查者和他们的爱

人进行的都是无防护的肛交，**不管是否**确定自己的爱人与
其他人不存在性关系。医学角度对防护的界定与亲密关系
中实践的社会性价值相悖，而社会性价值占了上风。
(Connell et al.,1993,p.123;强调部分为原作所加)

男同性恋者中被污名化的群体会把不带感情的偶暂式性交
看作具有男人味的行为(Kimmel & Levine,1991)。认识到这
些乱搞性关系的男同性恋者具有的魅力，艾滋病教育的一种方
法就是借助这种"男同性恋偶像"——本地有名的男同性恋
者——让他们成为教育者和安全性行为导师(Kelly et al.,
1991)。然而，教授的内容常常会遭本地信仰过滤，那些一贯或
有意进行无防护肛交和口交的男性经常基于自身对风险性行为
的理解，为自己的所作所为辩解(Levine & Siegel,1992)。不
过，同辈群体的干预措施有效降低了与临时性伴或男友的无防
护肛交的概率(Kegeles et al.,1999)。

女性与女性

124

如果说与同性发生性关系的男性是美国艾滋病感染的最高
危群体，那么与同性发生性关系的女性是风险最低的群体

(Chu & Wortley,1995,p.5)。女性传染给男性的概率本来就低，因此女性传染给女性的概率更低。这个逻辑存在两个问题。首先，没人真正了解女同性恋性行为传播的风险，如口交接触和共用情趣玩具(Gomez, 1995；Kennedy et al., 1995；Patton, 1994, pp.65－75)。其次，很难对女同性恋者的具体行为进行调查，因为很多与同性发生性关系的女性并不仅仅参与一种性行为。比起只有异性关系的女性，那些与异性也发生关系的女同性恋者染上艾滋病的风险更大——她们很少使用避孕套，常常用性换取可卡因，而且有其他性传播疾病(Bevier et al.,1995；Gomez,1995)。

女同性恋者之间口交的艾滋病传播风险尤其存有争议(O'Hanlan,1995)。在很多社交圈里，女同性恋者都质疑是否需要使用口交套(O'Sullivan & Parmar,1992)；她们质疑某些性行为是否真的存在感染风险，她们认为人们对危害的讨论属于公众对艾滋病的谈虎色变，或者说对女同性恋者性生活的误解或诋毁。一篇文章中写道：很多女同性恋者相信与同性口交是安全的，除非她们在生理期。她们认为，要求使用"人工隔层"只是对女同性恋者性生活的侮辱(McMillan,1996,p.3)。女同性恋艾滋病项目主管霍利堡(Amber Hollibaugh)坚信，"'真正'的女同性恋者在性关系中感染艾滋病的风险率并没有女性传染率预期的高"(Hollibaugh,1995)。她指出,女同性恋关系的特质是信任和情感上的亲密:"很难想象如何开口讨论安全性行为,与爱人协商采取艾滋病和其他性传播疾病的防护方法,以及开诚布公地谈论自己的吸毒史或性史。"(Hollibaugh,1995, p.228)然而阴道炎和性传播疾病的确在女同性恋者之间传播(Bauer & Welles,2001)。如果不能准确了解何种性行为是危险的,尤其是在女性的生理期,与同性发生关系的女性同样处在风险之中:"女同性恋关系并不能预防艾滋病。"(Hollibaugh, 1995,p.230)

母婴传染

125

艾滋病最不幸的结果之一就是由携带艾滋病病毒的母亲传染给新生婴儿。很多时候,由于婴儿的父亲也感染了艾滋病,他们不仅容易遭受艾滋病病症的折磨,许多艾滋病患儿还会成为孤儿。[1] 母婴传染的风险率在发达国家是 15%—25%,在发展

---

[1] 联合国艾滋病规划署估计,这场流行病从开始至今已导致 1 320 万儿童成为孤儿。"Report on Global HIV/AIDS Epidemic：AIDS Epidemic Update Report." 2000. UNAIDS Web site.

中国家是25％—35％。^① 传染率的差异主要源于母乳喂养的普遍程度，而母乳喂养是母婴传播的主要途径。

从1994年起，齐多夫定（AZT，一种抗逆转录病毒药物）以及一种价格稍微低一些的药品奈韦拉平（nevirapine），就被用于降低分娩期艾滋病传染的风险。然而大量数据显示，携带艾滋病病毒的母亲仍然因母乳喂养使未感染艾滋病病毒的婴儿直接暴露于病毒，必须杜绝母乳喂养才能使药性在母婴传染中发挥作用。不幸的是，即使母亲们意识到母乳喂养的危险性，她们也没有其他可供选择的食物来喂养婴儿。另外，许多母亲害怕不母乳喂养会暴露自己艾滋病病毒携带者的身份。在泰国，仅仅向携带艾滋病病毒的母亲发放齐多夫定就将艾滋病传染率从30％降低到10％（MMWR，2001）。试点项目包括咨询、保密性测试，以及婴儿出生一年内的免费奶粉。

在美国，相关的道德窘境、公共健康困局和私人困境在于，一个知道自己是艾滋病患者的女性或者正在治疗艾滋病病症的

---

① 联合国艾滋病规划署估计，这场流行病从开始至今已导致1 320万儿童成为孤儿。"Report on Global HIV/AIDS Epidemic：AIDS Epidemic Update Report." 2000. UNAIDS Web site.

女性是否应该怀孕；如果她意外怀孕了，是否应该流产（Pies，1995）。美国医学界对这些问题的多数实际回答是坚决反对她们怀孕、坚决支持她们终止妊娠。而女性主义伦理学家和拥护者指出，采用比避孕套更有效的方式来防止怀孕，如使用避孕帽、宫内节育器和口服避孕药，不仅不能防止艾滋病的传播，而且可能因产生阴道擦伤和改变阴道分泌物而促进艾滋病的传播（Duerr & Howe，1995；Hutchison & Shannon，1993）。甚至连杀精剂都会提高艾滋病的传染率。消毒杀菌也会妨碍生育。至于流产手术，它们对一般人都会造成经济和身体上的损失，对艾滋病患者更是如此。正如药物避孕那样，药物流产必须在怀孕早期进行，而这些药物可能对患有艾滋病的妇女产生副作用。

另一方面，怀孕对患有艾滋病或有艾滋病症状的女性而言也是有危害的（Minkoff，1995）。事实证明，怀孕后免疫系统会被进一步削弱，病情发展会加剧。所有对艾滋病的治疗必须在孕期继续进行，但不幸的是，由于广泛使用的治疗艾滋病的药物对孕妇和胎儿的副作用尚不明确，孕妇（以及待孕的女性）在很长时间内都被排除在艾滋病药物试验之外（Korvic et al.，1996；McGovern et

126

al.,1994)。甚至连齐多夫定对孕妇的疗效也未在初试中确定。[①]

与所有风险评估一样,女性艾滋病病毒携带者是否应当生育需要考虑很多因素。服用齐多夫定能够将病毒传播率维持在相对低的水平,甚至有可能进一步降低传播的概率。[②] 并不是所有携带艾滋病病毒的孩子立刻就会显露艾滋病症状,而艾滋病的治疗手段也有了前所未有的发展。孩子拥有极高的内在价值,尤其在女性艾滋病病毒携带者和血友病患者妻子生活的社区和文化中(Jason et al.,1990)。孩子的父亲的感受也是一个重要的因素(Mbizvo & Bassett,1996)。

实际上,最实际的问题并没有被问及——患有艾滋病的母亲和她们的孩子能够期望何种程度的关怀? 艾滋病患者能够得到何种程度的关怀?

与艾滋病共生

能够大幅减缓新感染者体内病毒的发展进程,降低感染

---

① 由于齐多夫定可能对胎儿造成伤害,因此研究者将女性撤离原先的临床试验后设计了一个新实验以探明齐多夫定如何保护胎儿。更多信息参见 Corea,1992,pp.204-206。

② 女性知晓生育具有潜在致命遗传疾病的婴儿的概率较高。

时间较长者体内病毒活性的联合用药是艾滋病治疗取得的伟大突破。当病毒仍在人体内的器官和腺体中时，这些药物可以抑制病毒的复制，而且可以阻止病毒削弱免疫系统。但即使患者能够负担得起药物，并将医疗养生法融入其生活，对很多人来说，始终如一地遵守复杂的日程安排也是很难做到的。患者对用药方案的遵循受到药物滥用、酗酒、不稳定的工作时间、饮食限制和副作用等因素的妨碍（Chesney，2000）。正如预测所示，艾滋病病毒中的耐药菌株已经出现（Borman et al.，1996）。一份 1999 年美国与加拿大的研究结果显示，14％的新艾滋病案例感染了耐药菌株（Altman，2001）。

在发达国家，社会阶层、肤色、性别、种族、吸毒——所有艾 127 滋病患者身上都贴着的标签——在他们寻求医疗服务时也会对他们造成不利。贫穷的有色人种女性常常感到自己是被美国社会、医疗系统和社会服务机构忽视的群体（Seals et al.，1995）。诺韦洛（Antonio Coello Novello），前任美国卫生局局长列出影响她们接受医疗服务的障碍：诊所在她们有空的时间不营业；诊所距离她们居住的地方太远；高楼层让她们难以攀爬；缺乏照看孩子或者为孩子和她们购买食物的设施；支离破碎的关爱——孩子住在一处，她们自己住在另一处，伴侣又在其他地方；语言障碍；文化不敏感性（Novello，1995，p. xii）。因此，美国女性艾滋病患者的生存率低于男性艾滋病患者不足为奇。她们更贫困，求助于医疗的时间更晚，拥有的社会支持更少，可能曾经是重度吸毒者，常常无家可归，被强奸，被殴打，等等（Melnick et al.，1994）。

当一些艾滋病患者努力调整去适应复杂的医疗养生法时，另一些患者还在抗议专利法导致该国药物售价高昂，难以负担。在世界范围内，艾滋病患者最首要的疾病负担是那些最常见的传染病：肺结核、肺炎、痢疾、念珠菌（酵母菌）感染。这些疾病可通过服用抗感染药物治愈，但这些药物以及用来中和病毒本身的抗逆转录病毒药物无法被大批量、低成本地制造。抗逆转录病毒药物每年可花费患者1万多美元，而且保险可能并不报销此类药物（Altman，2000）。在非洲国家，人均医疗支出只有1美元，最高不超过200美元，无论是公共卫生系统还是个人，都没有经济能力支持足够的药物治疗，用以加强免疫系统，治疗艾滋病全面暴发阶段的感染和疼痛。[①]

一些制药公司迫于国际社会的压力，为满足一般民众的需求，允许一般商家在非洲和印度销售低价的艾滋病药品，其中一些还免费发放（Pear，2001；Peteren & McNeil，2001）。低价和免费抗逆转录病毒药物的推广前景并不是没有潜在的灾难性弊端。不均衡的药物分配，以及对抗逆转录病毒药物的不充分检测可能会导致更多艾滋病病毒耐药菌株的增加与传播（Crossette，2001；Specter，2001）。此外，全球有限的公共卫生经费如果过于集中地用于抗逆转录病毒药物，即使只是降价，那也意味着教育和防治基金的减少。长远来看，发放几块钱的避孕套远比发放昂贵的药物有效得多。印度研发出一种由三种主要艾滋病药物混合制成的便宜药片，一天可服用两次，"但在全国范围内运输和贮存这种药片的花费相当于政府花在所有其他传染疾病上的费用总和"（Specter，2001，p.85）。

一项关于预防艾滋病感染疫苗的研究正在进行当中，有望最终将艾滋病从一场瘟疫扭转为一种普通疾病。然而，正如其

128

---

① "Access to Drugs：UNAIDS Technical Update." 1998. UNAIDS Web site.《纽约时报》（*New York Times*）南非报道系列称之为"死亡与拒绝"（November 25 - 30, 2001）。

他关于艾滋病的讨论，疫苗研究并非毫无争议（Collins，2000）。第一，从伦理上，在疫苗有效性不明确的情况下，很难说服人们参与疫苗试验，使他们暴露于艾滋病病毒。第二，存在因对疫苗研究的关注而使用于防治艾滋病的公共、私人基金和资源受限的危害。第三，疫苗的初次分配和实施有可能遵照既有的艾滋病患者所处的社会阶层，即社会底层的人们会成为测试疫苗有效性和安全性的目标人群，而那些上层社会的人将最先受益于这些疫苗的使用。

尽管科学许诺会有新型的联合用药出现，而且有可能从根本上转化病毒，但社区有限的资源远不能覆盖上百万艾滋病患者。照料艾滋病患者的重担主要落在患者家属身上。在美国，大多数女性艾滋病患者是贫困的有色人种，家人为照顾她们而拖垮了身体。这样的家庭多由单亲妈妈打理，她们刚刚照顾完自己的孩子就要接手照顾自己生病的女儿甚至是生病的孙子（Simpson & Williams，1993）。除了给予艾滋病患者身体上的和情绪上的照顾与支持，这些女性可能还要同政府及社会服务机构力争成为合法养父母的权利，一旦她们在没有合法身份的前提下照顾自己的孙辈，她们就失去了享有的福利。

"艾滋病是所有人的特洛伊木马" ①

第一例艾滋病出现带来的社会影响是巨大而广泛的，怎么高估都不为过。艾滋病改变了人们的性观念，而且并不以原先预想的方式发生改变。节欲、一夫一妻制、使用避孕套可能是官方的建议，而各种类型的伴侣之间出现创新式性实践，社会环境也响应着对"安全性行为"的探索（Altman，1993），新兴的性词汇（血清不一致的伴侣）、性技巧（色情按摩）、防护装置（口交套——用于口交的屏障）应运而生。美国的青少年课程讨论"体外性交"，即不涉及体液交换的非插入式性行为的乐趣（Genuis & Genuis，1996）。其中一些性实践包括电话性爱、性幻想共享和相互手淫。艾滋病同样改变了吸毒人群之间的关系，改变了针对他们的公共健康政策。母亲通常展示给人以温和、养育孩子、保护孩子的形象，却是胎儿和婴儿潜在的疾病媒介。孩子还在母亲腹中时，就已经需要药物的保护。

艾滋病也告诉我们，男女既不是同质性群体也不是对照性群体。流行病数据显示，艾滋病的负担更多地落在有色人种男

① Sontag，S. 1989. *Illness as Metaphor and AIDS and its Metaphors*（p.168）. New York：Doubleday.

女的身上,更准确地说,落在发展中国家的贫困人群身上。由于这些国家和西方社会中的女性几乎没有经济来源,也没有社会政治权利,却常常要肩负起家庭的重任,我们可以说,有关艾滋病的绝大部分难题都重重地压在女性身上。

有关性别公正的问题,如重建母亲身份的意义、生产和母乳喂养的社会期望、获取信息的渠道、免于性暴力、可获得避孕产品和便宜的药物等,对世界范围内的女性都具有不同程度的影响。西方的异性恋和同性恋女性或许经历过性自由的好时光,那时她们可以依赖口服避孕药和其他由女性掌控的避孕方式预防怀孕,但如今,这样的日子一去不复返,因为这些避孕手段并不能预防艾滋病的感染。它们也未曾预防许多其他的性传播疾病,但那些疾病暂时是可治愈的。① 很多女同性恋者如果有着其性取向以外更为丰富的性生活,便再也不能自欺欺人地觉得自己很安全。当然,女性从来都没有异性恋男性那么无懈可击,因为女性面临着强奸的威胁。当然,也存在那么一些情况,一些享有特权的女性在性方面无所畏惧且大胆冒险。

---

① 淋病很快发展出对青霉素的耐药性,生殖器及口腔疱疹病毒永远无法彻底根除。这些以及其他性传播疾病已成为女性艾滋病患者几乎无法治愈的机会性感染。

如今，一些男性认为自己的身体与女性一样易受攻击和伤害。德拉尼（Samuel Delany，1991，p.29）在一份关于同性恋者艾滋病风险的报告中提到一位关切的、敏感的异性恋女性朋友的观点："艾滋病如今已经把男同性恋者置于女异性恋者一直所处的位置：任何无安全措施的性接触都存在生死危机。"一些男异性恋者将艾滋病测试作为重建自己受伤的、被穿透的身体完整性的方式。在"身体被围攻"的年代，人们对体液的纯洁度、免疫系统抵御艾滋病之类的病毒的功能和恢复力有着多种多样的焦虑（Lupton et al.，1995，p.104）。

130

年轻的男同性恋者在被艾滋病导致的高死亡率毁灭的同时，也成为积极争取艾滋病药物研究基金的政治群体，他们的责任感和无力感在艾滋病传染的回潮中逐渐销声匿迹。他们对使用安全套和其他风险性行为的越来越随意的态度几乎与异性恋青少年差不多。这些年轻的男女知道关于药物的"好"消息——艾滋病不再等同于死亡，你可以在"宿醉"后吃药来预防感染。而丑陋的一面是发生过的或正在世界另一边发生的：

就在几年前，坐在轮椅里形容枯槁的男性常常在旧金山卡斯特罗区的街头吓到路人。卡波西肉瘤,一种与艾滋病相关的癌症,引发的深色疹斑长满脸颊和前臂。殡仪馆尽其最大努力去满足死者亲属的要求(使其亡容不那么难看)。随着延长寿命的药物出现(尽管不知道能多活多久),这些日常的恐怖画面逐渐褪去了。相反,有些人终生服药,忍受衰弱和偶然的致命副作用。但他们看起来很健康。他们回到办公室、健身房、饭店、酒吧,完全恢复了正常生活和性生活。正因为死亡的年龄推迟了,每日话题中关于平衡安全和危险的讨论也转变了。(Goode,2001,p.36)

男性和女性的身体不再仅仅是被动的接受者,用新的比喻来说,它们是"实践的目标,也是执行者"(Connell,1995,p.61)。经历过性行为、吸毒、艾滋病传播的社会化身体以及那些"拥有"这些身体的人,因他们的冒险行为而在道德上备受谴责(Lupton,1993)。然而,这种身体—社会的联系更加复杂——病毒成为身体的一部分,它们在身体里存活数年,有时候身体的主人并不知情,这些病毒要么与身体和谐共生,要么恶意寄生其中。

艾滋病已经取代癌症成为最令人畏惧的疾病，就像癌症取代肺结核、肺结核取代麻风病那样（Sontag，1989）。疾病并不是外界元素的入侵，而是身体反馈机制的一部分。社会自我本身的行为，通过日常行为，以及与其他身体和其他社会自我的互动，持续重建身体，然后对社会自我本身产生作用。改变身体的实践，不仅形塑了个人的生命，更创造了社会世界（Connell，1995，p.64）。艾滋病对世界的改变会始终伴随我们。

131

小结

从生物学上说，艾滋病是一种通过传染性体液的交换而传播的疾病。从社会角度看，艾滋病是一种通过社交关系传播的疾病。如果伴侣中的一方是艾滋病病毒携带者，另一方可能会通过性关系被感染。静脉注射吸毒的友人、家人和爱人之间交叉使用针头都面临艾滋病传播的风险。携带艾滋病病毒的母亲会在分娩和母乳喂养过程中使她们的胎儿和婴儿直接暴露于艾滋病病毒，这使得母亲养育孩子的正常过程变成一种风险行为。血友病患者最后几乎都成为艾滋病病毒感染者。在很多国家，即便有很好的血液消毒办法，他们仍然因输血而染病。输血使得他们在青少年时期得以维持良好的生命状态,他们中的很多人在发现自己携带艾滋病病毒之前就已结婚,然后将病毒传染给他们的伴侣和孩子。

本书的前提之一是,所有疾病都交织于社会进程:不同的社会地位将人们置于不同的风险之中,他们获得医疗保健的条件也因此而异。艾滋病就是一个最好的例证。本书的另一个前提是,患者社会地位的形成源于社会对他们的评估多过源于他们的个人行为。在艾滋病方面,血友病患者和他们的妻子是政府拒绝净化血友病患者用以生存的血液的壮烈受害者;静脉注射吸毒者和他们的妻子则被指责为慢性自杀的凶手,即使政府只需免费提供洁净的针头就能在经济上为他们防治艾滋病病毒减轻负担。

与其他疾病一样,艾滋病的数据搜集也受阻于对风险人群过时的分类方法。这些分类方法关注个人特征,而忽视在当地社区网络和同龄群体里的传播与防治模式。20 世纪八九十年代,研究者一直在追踪调查假定为危险的案例——男同性恋者、妓女、静脉注射吸毒者——而忽视中产阶级、贫困的异性恋男女和发展中国家的全部人口。当处于危险中的人群是有色人种贫困群体或任何种族、社会阶层的女性时，政府对研究、低成本治疗和防治项目的财政支持就很迟缓。而一旦艾滋病威胁到社会中上层阶级的异性恋男性，政府就会优先寻求治疗的方法。社会活动家的无情批判给政府机构、医疗系统和制药公司带来的巨大压力，减少了这些权威机构的拖拉和利益驱动行为。

正如我们所见，西方国家的医疗保健面向的是治疗而不是预防；面向的是对特定病例进行个人治疗，而不是加强生理的、情绪的、社会的应对慢性且反复的疾病的能力。患有艾滋病的人尤其需要却并不总是能得到这样的全方位照护。缓和艾滋病危害的社会支持通常来自患者的家庭、爱人、朋友和社区组织的服务，而不是医疗或社会福利体系。在非西方国家，很多人遭受着营养不良和其他传染病，艾滋病就像中世纪欧洲的黑死病——一场夺走很多年轻成年人性命的瘟疫。在有些社区，一个家族的几代人都因感染艾滋病去世。

当然，科学研究已见成效——艾滋病病毒被发现了，并显现出越来越多的免疫细胞结合特性，包括遗传和抗药性。但是，用于社会传播和医疗的时间与金钱仍然不足。回顾过去，竟然没有人试图去对针头进行严格的医疗消毒，从而阻止吸毒者使用被污染的针头,导致不可避免的疾病传播。假定女性只要不是妓女就不会感染艾滋病,是一种对人进行分类的道德对照(男同性恋者与男异性恋者;妓女与值得尊敬的女性),这是对性行为和性实践多么惊人而幼稚的误解啊。同样幼稚的假设是,安全性行为教育和教授安全套的使用能终止艾滋病在所有人群里的传播。另外,关系中的性取向被忽略了,安全套的文化意义以及爱和信任的社会意义也被忽略了。

艾滋病的流行被称为"异常",被当作公共卫生中的"特例"(Scheper-Hughes,1994)。但是在实际生活中,艾滋病不是异常——这个流行病的问题,包括本书讨论的性别、种族、道德以及阶层的劣势地位,在西方与非西方医疗体系中都是显而易见的。

133　　　艾滋病不同于其他传染病的一个主要方面是,尽管预测到那些被检测出艾滋病病毒抗体呈阳性的患者会受到孤立或其他方式的社会控制,但至少从民主的角度看,政府没有强制艾滋病患者接受检测,没有对他们施加监控,或者使他们丧失公民权利。而这种自主的政策的弊端就是,需要个人承担保护自身的责任,个人必须意识到风险,自觉怀疑自己的性伴侣,持续为自我保护而协商。这种协商往往受制于权力和优势的高下。一项性别分析告诉我们，谁常常取胜，谁常常失败。正如舍佩尔-休斯（Scheper-Hughes，1994，p.1002）所说："只有当所有人——尤其是女性和孩子——都能在社交和性方面共享平等的公民权利，专门保护个人身体自治和隐私的艾滋病项目才不会只代表那些强势群体的需求。"

舍佩尔-休斯呼吁建立的"强大而人道的公共卫生体系"需要与对性取向和性政治敏感的医疗系统相匹配。同时，个人必须知晓如何保护自身的健康，知晓自己的亲密关系网络里的人的健康，以及孩子的健康。但是，即使他们的免疫系统被病毒削弱，在社交和生活的环境里受到身体上的攻击最终倒下，他们也不应该受到谴责。个人自由与体制保护、医疗保健与社会需求、特例所需要的关注与个人和社会资源的公平分配，它们之间复杂地相互作用。这些模棱两可、错综复杂的因素才是对艾滋病的社会建构的核心，其他疾病也是如此。

第八章

在社会性的世界中治愈社会性的身体：女性主义医疗保健

在这些交流中，社会必然会打断和渗透进医学。不论人们是否讨论医学或社会话题，话语都离不开社会/意识形态的假设。(Fisher，1995，p.59)

我们在本书中曾讨论过，在全球范围内，健康、残疾和疾病的经历均被社会地构建。身体、生理和基因因人而异，不同群体自然也不一样。性别分类是一种分组方式，除此之外还包括年龄分类和种族分类。尽管这些分类看起来是以生理因素为依据，但实际上，社会因素也植根其中。性别分类援引社会性别地位，考虑了社会期望、机会和限制。年龄分类则综合了社会和生理两方面——伴随着身体特征（更年期、白头发）的出现，65 岁的"年长者"的身份在某些国家会带来一些社会特权。种族性基因变异，如易患镰状细胞贫血或囊性纤维化，会造成社会影响和身体影响。疾病的症状在生理上显现，但慢性病更是一种社会角色。人们的居住地会带来很多社会和身体的影响——能否获得洁净的饮用水和食物，饮食文化的多样性，生育的压力（是否生育、生育数量、性别选择）。简而言之，人类生活的所有方面都与身体、环境和社会有关。

健康、疾病和残疾是极其多样的。它们被个体感知，被专家和权威人士定义，受经济资源、营养、从事的工作类型、家庭责任和社会情感支持等因素的影响。这些社会因素汇集成一系列社会规范和价值标准下的期望与惯例，社会学家称之为"体系"——经济体系、家庭体系、医疗系统、性别秩序。在现代社会，一些诸如医院的组织，将个人与体系、体系与体系连接起来。美国一家医院的患者可能既从单位领病假工资，也从理疗保健机构获得医疗保险赔付，这便将经济体系与医疗系统连接了起来。患者同时又是家庭中的一员，他与伴侣、孩子、兄弟姐妹和父母存在关系，因此家庭作为一种社会体系，也与医疗系统有了关联。

　　本书强调的是，人们通过性别规范、社会阶级特权、阶级劣势以及种族、民族文化等方面，来体验健康、疾病和残疾。医学研究者试图借助众多身体、心理和社会变量来解释诸如艾滋病传播的健康行为与风险行为等问题。他们经常得出的是混合的结果，但对个人或者二元层次的问题，几乎没有得出清晰的模式。然而，当社会学家用社会体系中的数据（阶层、种族和民族分组、生理和社会性别地位）来解释艾滋病的传播史时，这一模式就清晰很多。处于最劣势地位的人感染艾滋病病毒的风险更高，而且在全球范围内，这一群体都是有色人种。相较于个人行为，用社会体系因素来解释社会流行病数据更具合理性。

　　大多数社会研究者关注这些社会体系，有组织的、交互式影响，以及影响生理功能的社会和环境因素，如污染和吸烟。相反，生物医学研究较少注重社会因素。因为现代医学的知识基础植根于科学（生物学、生物化学、心理学、内分泌学等），因此，医学训练和实践也较少关注疾病的社会与环境因素，以及患者对疾病的感受。医学院内，医学研究者解剖尸体，识记身体的功能和功能障碍。但作为一种社会经历的疾病，要了解它的复杂性，我们不能只看到患者的身体。即便加上心理特征也不够。

生病时，患者处于一个相互作用的网络。这个网络紧密联系着患者本身与他的家人、朋友、同事、医生、医疗机构、自然背景、技术、政府政策、经济、价值观、知识和信仰。

医疗服务供给的社会偶发事件

女性主义对医疗保健的观点是，构建健康和疾病的社会因素应当成为医学知识和医学实践中不可分割的一部分。该观点还称，患者的态度与富有同情心的道德规范也应纳入治疗方案。这就意味着，医生要重点关注患者对自身疾病的说明，要让患者理解、完全知情，并且鼓励患者为自己的决定承担责任。

社会互动的概念非常适用于患者与医护人员的交流。假设分别有一位男性和女性患者，都是异性恋、非裔美国人、中产阶级、50 岁、离过婚，职位是银行经理，并且都有心脑血管疾病的症状。对比一下医护人员对两者可能会有的不同回应：这位男士心律不齐和昏厥的问题可能会让医生为他实施成套的测试和特殊治疗；这位女士也有同样的症状，但医生极可能会为她开出治疗精神紧张的镇静药物。与此类似，我们也可以对比不孕症门诊的男性和女性患者，他们都是异性恋、白人、工人阶级、23

岁、已婚、邮局职员,因年轻时患过性病而导致不孕。这名女患者可能会发现,她过去的性经历会让不孕症门诊的医护人员怀疑她照顾孩子的能力,但是同一批医护人员很可能会强烈建议男患者的伴侣接受体外授精,这样这名男患者就可以有一个亲生孩子。在所有这些例子中,医护人员的不同性别和种族分组,以及他们与患者的相似或不同,会导致就诊结果相差甚远。

在美国,医药专业的人口统计数字正在发生改变,在不久的将来,内科医生可能大多是来自不同种族的女性。女性大量涌入医疗领域的原因是医生的权威正在逐渐被削弱,加之政府和大保险公司管辖下的医疗服务日益增加,医生的收入也在下降。与此同时,患者权益运动也削弱了医生的专业威望。因此,选择进入医学领域的男性越来越少,这就给女性留出了更多空间。因此,在所有拥有西方医疗系统的国家中,女性正成为医生的主力军。其中一些女医生也正在挑战男医生对医疗护理的整体观,即生物为医学的基础。尽管如此,医学院的课程和训练仍集中于人的身体及其病理学,只有少数课程涉及公共健康、环境和职业病、营养、压力和家庭医学。

大部分医疗护理工作都是由医生之外的人员承担,尤其是护士，她们也多是女性。不过，不管是在观念还是在实际层面，护士的人数并没有让医疗职业出现女性主导的局面。因为这一职业的等级制度将医生置于职权顶端。作为生物医学科技方面的专家，医生有权决定医疗诊断。尽管护士需要具备关怀伦理，并且要关心患者，但在以科技为本的生物医学中，护士更多时候忙于应用方法和手段来护理患者，而不是给患者真正温柔体贴的照料。于是，聆听患者的情绪和社交问题这一任务被委派给了护士的助手，甚至其他更底层的工作人员，这些人的职责根本不是聆听而是给患者做身体护理。甚至，在家康复的患者也越来越少得到温柔体贴的照顾。他们很早就被允许出院，但是需要在家中接受更多复杂的常规治疗和身体护理，如创伤敷料和注射。这一境况造成的压力很大，家庭护理者很难有时间和精力照顾患者的情感需求。

不幸的是，今天西方医学提供的大部分医疗保健方式正被付款方式和利润驱使。医疗系统中的一切都由保险公司或政府规章控制，它们决定了什么能做、什么不能做、谁来做，以及做多久。管理式医疗和国家公共医疗卫生服务也被安排削减开支以符合预算或利润底线，而不是提供高质量的全面服务。

女性和男性的健康运动

医学领域由内而外地发生变化的原因之一是,女医生的组织和期刊十分关注女性健康。她们从女性主义的角度出发,提出疾病和治疗既与个人相关,也与社会有关。一些女性主义医生曾提议建立女性健康专业。它不是"生殖外科专业",而是"将女性看作具有思想、身体和灵魂的完整人类——独立且区别于男性所拥有的——在科学研究、临床教学和医疗服务方面值得平等对待"(Johnson & Hoffman,1994,pp.36 - 37)。女性健康专业将会是跨学科的,既可治疗卵巢癌,也可治疗肺癌和直肠癌;既可治疗不孕症,也可处理家暴和强奸问题。一直以来,也有人曾提议,应当建立类似的执业护理师项目,以满足女性的需求,为她们提供初级保健护理(Cohen et al.,1994)。女性健康医学和护理专业有些类似于老年医学、青少年医学和儿科,这些专业科室帮助不同年龄段的人应对特殊的身体、心理和社会问题。

另一种实现女性保健的途径是创建专业知识,不过要保证这些专业知识会被传授给家庭医生和其他初级护理医师,而且这些知识必须进入医学和护理学院的课程与教科书。

141

1990 年，在美国妇女医学协会（American Medical Women's Association）的主持下，一群医学会和妇女健康消费组织的代表起草了一项核心课程"来提升和完善对女患者的护理内容，增强医生在治疗女患者时关注女性心理方面的意识，改善医患关系，并且加深医生对女性健康的差异与独特性的认识"（Wallis，1994,p.21）。该课程按人生阶段分为 5 个模块：早年、年轻时期、中年、成熟时期、老年；涵盖 9 部分内容：性与生育、女性与社会、保健与健康、暴力与虐待、心理健康与药物滥用、过渡与改变、医患关系、正常女性生理和 5 个年龄群体的常见健康状况诊断与治疗。哈里森（Michelle Harrison，1994）并不支持建立单独的女性健康专业，因为她感觉所有的医药和健康护理本就应当满足女性的需求。不过她建议设立女性健康的硕士学位，这样就可以为那些有能力开发项目、设计研究和实施教学的专家输送大量医疗保健人员。

男性疾病的社会背景也成为类似的关注点，而且引发一项国际男性健康运动，该运动有自己的组织、网站、期刊和大会（Baker,2001）。20 世纪 90 年代初，这项运动采用了女性主义对西方生物医药观的批判。该批判要求加强对社会和环境因素等病因的关注,而且将这些批判性意见应用于男性健康。[①]
正如丹(Alice Dan, 1994, p. xv)在她的《重建女性健康》
(*Reframing Women's Health*)一书引言中所述:"为什么社会
背景对女性而言比对男性重要?男性也生活在社会之中。"关于
健康和疾病标准的假设或许是建立在男性的生活上,而最小化
了女性的特殊需求,但"正常标准"的观点也忽略了工人阶级男
性、有色人种男性与双性恋和同性恋男性的需求。

142 　　参与男性健康运动的医生认识到,女性的整体社会地位使
得她们更容易因贫穷而患上疾病,更容易被迫生育和发生性行
为;与女性一样,男性的社会地位也将他们置于精神创伤、滥用
药物、酗酒、杀人和自杀的风险中。考虑到工作结构是按性别划
分的,男性的工作有时非常危险。男子气概的行为标准决定了
男性对创伤的反应——男孩被教育要"带伤上阵",否认和忽视
疾病的症状(Moynihan, 1998)。位于中层管理阶级的男性责任
较大、权力有限,他们的压力很重,却很少有人能鼓励他们说出
自己的感受。贫穷的男性很可能遭受各种健康问题的困扰,一

---

　　① 　关于女性主义对男性健康的观点概述,参见 Sabo & Gordon, 1993；Doyal,
2001。

般也最难获得全面的护理。

正如女性主义健康运动要求加强对性别特权和女性疾病研究与女性卫生保健方面的不公正待遇的关注；男性健康运动运用这些概念审视男性的工作、性行为、饮食习惯、吸烟、饮酒和用药行为中的健康风险。除了男性个人承担的风险，男性健康运动的一个更重要的关注点在于影响男性健康的社会和文化因素——种族主义、夸张的男子气概、鼓励暴力、挣钱和升职的欲望（Riska，2002）。女性主义健康运动提升了女性获得符合自身社会需求的正确诊断和医疗保健的信心。男性健康运动也鼓励男性注意他们的精神和情绪健康，鼓励他们说出自己的需求，而不要将它们掩藏在男子禁欲主义之下（这样会导致他们早逝）。

20世纪70年代，在女性健康运动开始的时候，它强烈谴责西方医学，因为西方医学偏向男性且忽略个人疾病背后的社会背景。那时，女性主义评论要求改革整个医疗体系——增加女患者的自主权，提升医生之外的女性医疗护理人员的职权，探索药物和手术外的其他治疗方法，将女性身体和生命周期置于医疗保健的最主要地位。女性健康运动与患者权利运动一样，都继承了女性主义批判为西方医疗体系带来的变革。今天，所有的患者都被鼓励成为他们自己的医疗护理"专家"。也有很多非医学专家,他们中既有女性也有男性,能够护理患者。非传统医学(草药、营养品、冥想、针灸)也成为标准护理的一部分。

143　　男性健康运动强调个人对自身健康的责任,也强调医护人员与非专业人士合作的重要性。今天的女性健康运动也提出了一样的建议。但是,两者依然在批评医学领域和政府对环境、预防医学和公共健康问题的关注不均衡。相较于大气和水污染、不健康的食品添加剂、转基因食品和胚胎,制药学和生物技术的短期解决方法受到更多赞助与批判性关注。

参与性的医疗问诊

医疗保健的社会结构和疾病的社会突发事件"包围"着个人经历。对患者来说,与医疗体系面对面的互动交流,实际上是与医护人员的交流。医患之间的理想互动是在决定患者的治疗方案时,患者也像医生那样参与其中。医护人员提供有关身体及其机能的专业知识,告知患者与他们相似的慢性或急性病的病例,以及不同治疗方法的效果。患者则需要给出有关他们自己身体及其机能的"专业知识"、病史,以及服用过的药物、做过的手术和接受过的治疗及它们带来的反应。如果患者要全面参与医疗问诊，那他们必须有足够的时间，除了要说清楚病程长短，还需要描述这次生病的背景（Candib，1988）。反过来，医疗专业人员必须"认同患者的叙述，因为一个人的经历会塑造他的世界观"，而且"积极聆听"也反映出医疗专业人员尊重患者对自己生病时所发生的事的理解（Candib，1988，p.135）。

参与性的医疗问诊要求医疗专业人员从容不迫，而患者需要能熟练表述他们的身体问题及其发生的社会背景的关键细节。所有的医疗问诊记录都显示，当患者被问到"怎么了"时，他们确实会说出自己的困扰，以及他们为什么担心，困扰持续了多长时间，而且有机会的话，他们会说出自己的故事。比较常见的情况是，并不是医生没有时间聆听患者的故事，而是医生只能听到他们认为重要的信息——身体的原因，即身体上的"异常"。他们打断患者的故事，因为他们很少能认同社会因素，如失业，会导致某人生病或慢性病复发。但是，当他们给出治疗方案和开出其他药品时，他们又将社会因素包括进来，因为那时候医生会要求患者按照他们认为最好的方式行动。

费舍尔（Sue Fisher，1995）指出，虽然护理是护理学的标志，

144

正式护士也为自己能探索患者症状的社会因素而自豪,但护士也有可能试图将自己对情况的理解当作患者整体困难的解决方法而强加给患者。因此,在她分析的一个案例中,一位患者因婚姻不顺而生病,护士则与患者讨论用离婚来解决问题,遭到了患者的反对。因为护士与患者的交流不像医生与患者的交流,双方的权威和权利失衡得那么严重(尤其当医生是男性、患者是女性时),有更多"讨价还价"的余地。在费舍尔的案例中,患者提议并得到护士认同的折中方案是,患者多和她的朋友出去玩,并重新开始跑步。

毫无疑问,在大多数医疗问诊中,患者不得不经过苦苦抗争才能让医生听到自己的观点。因此,医疗专业人员如果有更开放包容的"耳朵",将有助于揭开疾病"多层的、复杂的、不固定的"方面(Fisher,1994,p.326)。但考虑到医学背景下,专业人士始终持有权威、权力、特权和更多知识,医疗专业人员和患者可能拥有相冲突的社会身份和观念。因此,女性主义习惯将改变这一现状的重担放在医生身上而不是患者身上。这要求医疗专业人员确定他听到患者关于身体症状和社会背景的描述,确保患者理解问题的心理方面和可替代疗法(或者不需要治疗),确保患者作出决定而不仅仅是同意决定，甚至在不同意患者的决定时，也给予患者支持和参考意见。

身为患者

有一个项目能有效帮助学生理解患者的社会特征对于医疗体系下的问诊的多重影响。这个项目分析了作为一个患者的经历。这些经历来自学生自己或他们对熟人的采访。这些问题涵盖了疾病所经历的社会建构的各种因素。

1. 请告诉我你的年龄、性别、民族、种族、宗教信仰、教育程度、职业和性取向。婚姻状况是什么？有多少孩子需要抚养，需要赡养几个成人？你和谁住在一起？你有医疗保险吗？

2. 何时第一次患某种疾病？何时突然复发某种慢性病？症状是什么？你怎么理解这些症状？家庭、朋友、同事和其他非医疗专业人员帮你处理了疾病吗？自己用了何种药物？你记不记得电视或报纸上有广告说某种药品适用于你的问题？你上网搜索过信息吗？什么时候、为什么咨询专业医护人员，是面对面咨询还是通过电话咨询？你的选择是什么？你选的是哪个科室？为什么选择这个科室？

145

3. 这个科室如何解释你的症状？你接受了哪些测试或检查？在确诊前，你还看过其他科室吗？诊断如何？谁作的诊断？诊断时你帮忙提供意见了吗？你同意诊断结果吗？治疗的建议是什么？你认为照着医嘱去做有助于恢复吗？你做了这些事吗？

4. 请描述患病过程中，某一次询问医生的经过。环境是什么样的？例如，办公室、诊所还是医院急诊室？除了你还有谁在场（哪位医护人员，哪个家庭成员）？在场医护人员的职位和社会特征是什么（大致年龄、性别、人种或种族等）？具体做了些什么？问诊是怎样分工的？有没有冲突或有争议的地方？都是什么冲突或争议呢？如何解决的？问诊过程之中和之后，你感觉如何（满意、愤怒、沮丧）？这次就医是不是一定要得到健康保险公司的批准？你怎么支付此次问诊的费用？又怎样支付开具的药物的费用？

5. 这个疾病对你的家庭和工作职责有何影响？谁照顾你？他们得到了报偿吗？你已经恢复健康了吗？这个疾病改变你的工作和家庭地位了吗？哪些方面改变了？

正如你们能看到的，生一场大病，患者的整个社交环境都会牵涉其中，而整个医学领域会影响医疗问诊。尽管患者会挑战、抵制和抵抗医护人员，但最终还是医护人员，尤其是医生的意见更有可能胜利。要平衡这种权力差异，一个办法是使普通人了解简单的医药学，了解我们可能会有的所有严重疾病。多亏了消费者运动和女性主义运动，普通人在检测、药品、不同疾病的成因、替代疗法以及可能的后果等方面增强了意识。有电脑的人们也都能从网上获取疾病和治疗方法的信息。

146

然而，我们从大众媒体和网络了解的信息都已经过一些编辑处理的过滤。首先，研究项目必定受联邦机构（如国家卫生研究所）或关注重点在临床试验结果的制药公司资助。联邦机构和制药公司并不认为所有的疾病都很重要或有利可图，不会为所有疾病研究项目都提供资金。而且，有些疾病虽会让患者无法正常生活，但被认为不会威胁生命，如慢性疼痛或慢性疲劳，关于这些疾病的科学知识都非常有限。

研究人员在实验室和临床试验得出的数据成为科学交流的一部分，大多出现在赫赫有名的期刊或大型国际会议上。基金资助机构、实验室、研究团队和政府机构采用记者发布会和新闻稿吸引人们关注它们值得注意的项目及其结果。记者在大众媒体报纸和杂志上发表文章,以及在互联网上写通讯稿时,都会选择那些最具新闻价值的项目。此时,记者使用戏剧性和正面的语言概括原始研究程序的大部分科学内容。而当它们出现在电视上时,大多数信息被缩略成只言片语。这些语言有时具有误导性,而且通常只展示科学研究、新药物和手术治疗的积极方面。通过评估这类信息,我们将记住"在某个地方,总会有制造者以及与他们一起创造知识的人,而这个地方藏匿于各种文化细节。正是这些文化细节塑造了知识的形成模式与传播路径"(Olesen & Clarke,1999,p.356)。

作出改变

女性主义创建的参与性医疗保健模式已带来重大变化。为了展示医疗保健的社会变革具有的力量和潜能,我们会讲述修正女性主义医疗保健的两个例子:第一个例子是我们对人类生殖器解剖的理解;第二个例子关于乳腺癌的治疗和信息获取途径。

历史上,人体解剖学教科书一直都基于对男性身体的解剖(Moore & Clarke,2001)。只在为数不多的几本书里,才能看到女性的身体及其功能，其中之一就是《我们的身体，我们自己》(*Our Bodies, Ourselves*)的众多国际版本。然而，在其他大多数教科书里，关于生殖器的描述没有给予女性身体与男性身体同样多的空间和种类。借助女性主义对标准解剖学提出的批评，女性主义妇女健康中心联合会(Federation of Feminist Women's Health Centers)完成并出版了一本与众不同的女性身体的解剖学——《女性身体新观》(*A New View of a Woman's Body*)(1981)。[1] 该书部分基于对女性的采访，重新定义了阴蒂，而且收录了一些不同女性生殖器的彩色图片。这些图像和描述展示了不同的生殖器，并对生殖器除生育功能以外的性功能提供了更深层次的理解。类似地，女性主义诗人和散文家罗尔地(Audre Lorde, 1980)探索了乳房假体的政治寓意。她说(安装义乳)隐藏女性的痛苦遭遇掩盖了乳腺癌的普遍性，并过分强调"正常的"女人味。[2]

从重塑"富有女人味的"身体的微观政治问题到清理环境中的毒素的宏观政治担忧，乳腺癌运动提供了许多例子，证实女性

---

[1]　该书插图由盖奇(Suzann Gage)绘制。
[2]　另可参见 Kasper, 1995。

主义者在医疗保健中组织的参与性问诊富有力量。1990—1993年,乳腺癌运动成为一项意义重大的政治运动。随着女性主义者不断组织不同的女性团体,乳腺癌的诊断、治疗和临床试验开始受到媒体的广泛关注。乳腺癌运动运用了一系列方式,包括从企业赞助和基层社区组织,到创造新的伙伴关系、合作、研究基金机会和获得高质量护理的途径。曾罹患乳腺癌的幸存者也成为中坚力量。她们宣传关于乳腺癌的国家政策、疾病科学,科普疾病相关行业,倡导防治乳腺癌。

乳腺癌运动也囊括并点燃了其他医疗保健运动。前列腺癌运动就借鉴了乳腺癌运动的模式,推广前列腺癌自查并为研究募集资金。例如,苏珊·G. 科门基金会(Susan G. Komen Foundation)曾举办"为治疗而跑"(Race for the Cure)的活动。与此类似,美国前列腺癌意识周(National Prostate Cancer Awareness Week)的一系列社区赛跑运动于 1998 年首次在纽约中央公园上演。

这些普通人士和医疗专业人员合作带来变革的例子说明,改变观念和惯例是有可能的。与此同时,从这些例子中也产生了科学知识,这些知识植根于人们生活的社会环境。

148

小结

从胚胎发育到死亡，人类在基因、激素、生理、自然环境、社会环境等方面都不相同。研究人员耗费大量时间和努力，试图区分病理学和疾病原因。从生物医学的角度，人们在19世纪发现特定的"细菌"会引发特定的疾病后，单独的病因（细菌、病毒、基因或基因变异、激素或激素缺失、饮食元素、吸烟等）是理想化的、模式化的。而在之后的一个世纪中，抗菌剂、抗病毒药物、胰岛素、维生素和疫苗被用来治疗因缺乏某些元素或病菌入侵而导致的疾病。但现在，我们面临的是心血管、呼吸系统和免疫系统的慢性疾病。这些疾病在一定程度上是对社会因素的反应，如我们生活和工作的方式；也是对环境的反应，因为环境会引发遗传倾向。

我们现在知道，生物社会的互相作用（biosocial interaction）是一个反馈回路。身体影响社会生活，社会生活又反过来影响身体。身体本身不会指示行为，有社会关系和社会地位的个体才能决定他们的身体应当如何行动。然而，我们并没有去寻找那些能改变风险行为的技能、环境和关系网络；相反，我们经常期待有一种医学技术能解决我们自身行为的后果——例如，能有办法治疗性传播疾病,能有矫正手术治疗运动创伤。医学技术确实为那些有途径的人提供了有价值的治疗方法,但是随着人们寿命的延长,人们需要治疗的疾病更有可能是慢性的。要应对这些长期疾病,除了药品和手术,还需要社会资源。

为了理解慢性病或急性病的发病率、普遍程度和传播情况,研究人员必须考虑群体的类型和遗传库,直接影响身体的社会惯例(吃什么、喝什么、是否抽烟)、社会环境(居所、工作)、影响个人行为并提供情感支持的社会网络和性网络,以及人们获得医疗保健资源、技术和知识的途径。与此类似,基于社会背景的健康实践会考察个人的全部生活来理解一系列症状的起因和后果,然后决定最有效的疗程,以及适应功能的减弱。

149　　疾病和残疾的根源在于社会秩序。因此,全面的医疗保健专业知识必须从社交世界开始,再由社会过程反作用于它们对身体的影响。在实践中,这些知识可应用于特定患者,在他们的社交世界和他们社会化的身体之间来回作用。不同社交世界的知识不应圉于在这些世界中执业的医生——当然我们并不是说只有与患者有相同社会特征的医生才能治疗该患者。更重要的是,来自不同社会世界的执业医生要通过社会的棱镜来了解健康和疾病，因为这个棱镜会将本该千篇一律的身体、身体功能和功能障碍折射出各种不同的社会性身体。

本章探讨的医疗保健模式建立在女性主义原则之上——让患者有统一途径获取高质量护理；医生关注患者生活的全部；患者参与诊断和作治疗决定；医生提供专业支持，以履行医患共同作出的决定。医疗保健是社会构成的一部分，通过探索医疗保健，我们学到的最为意义深远的一课是，如何理解人类在创建身体的社会意义中的作用，以及如何理解人类的健康和患病的经历。由于我们都有可能成为患者和护理人员，因此我们每个人都对健康和疾病的构成方式有所投入。我们不能只被动地接受诊断和治疗方法，我们个人也应是医疗保健的积极参与者。我们一直持续考察个人是如何受限于社会环境的。与此同时，我们恳请读者重新审视自己，因为你们完全有可能反抗并改变这些社会环境。

Abbreviations:
BMJ – *British Medical Journal*
Differences – *Differences: A Journal of Feminist Cultural Studies*
JAMA – *Journal of the American Medical Association*
JAMWA – *Journal of the American Medical Women's Association*
JWH – *Journal of Women's Health, as of 1999 Journal of Women's Health and Gender–Based Medicine*
NYT –*The New York Times*
Signs – *Signs: Journal of Women in Culture and Society*

AADS (American Association of Dental Schools).1997."Trends in Dental Education and Faculty." Washington, D.C.: AADS.

AAP (American Academy of Pediatrics). 1999. "Circumcision Policy Statement." *Pediatrics* 103: 686–693.

Abbey, A., F. M. Andrews, and J. L. Halman. 1991. "Gender's Role in Responses to Infertility." *Psychology of Women Quarterly* 15: 295–316.

Abimiku, A. G., and R. C. Gallo. 1995. "HIV: Basic Virology and Pathophysiology." pp.13–31 in *HIV Infection in Women*, edited by H. Minkoff, J. A. DeHovitz, and A. Duerr. New York: Raven Press.

Abplanalp, J. M. 1983."Premenstrual Syndrome: A Selective Review." *Women and Health* 8 (2,3): 107–123.

Abramsky, L., S. Hall, J. Levitan et al. 2001. "What Parents Are Told after Prenatal Diagnosis of a Sex Chromosome Abnormality: Interview and Questionnaire Study." *BMJ* 322: 463–466.

Abusharaf, R. M. 2001. "Virtuous Cuts: Female Genital Mutilation in an African Ontology." *Differences* 12(Spring): 112–140.

Agee, E. 2000. "Menopause and the Transmission of Women's Knowledge: African American and White Women's Perspectives." *Medical Anthropology Quarterly* 14: 73–95.

Ahmed, A., N. H. Mbibi, D. Dawam et al. 1999. "Complications of Traditional Male Circumcision." *Annals of Tropical Pediatrics: International Child Health* 19: 113–117.

Aldeeb Abu-Sahlieh, S. A. 1994. "To Mutilate in the Name of Jehovah or Allah: Legitimization of Male and Female Circumcision." *Medicine and Law* 13(7–8): 575–622.

Alonso, A. M. and M. T. Koreck. 1989. "Silences: 'Hispanics,' AIDS, and Sexual Practices." *Differences* 1(Winter): 101–124.

Altman, D. 1993. "AIDS and the Discourses of Sexuality." pp. 32–48 in *Rethinking Sex: Social Theory and Sexuality Research*, edited by R. W. Connell and G. W. Dowsett. Philadelphia: Temple University Press.

Altman, L. 2001. "Study Reports Drug-Resistant Strains Have Increased to 14 Percent Among New HIV Cases." *NYT*, February 8.

———. 2000. "Promise and Peril of New Drugs for AIDS." *NYT*, February 8.

Amaro, H., and A. Raj. 2000. "On the Margin: Power and Women's HIV Risk Reduction Strategies. *Sex Roles* 42: 723–749.

Andersen, A. E., editor. 1990. *Males with Eating Disorders*. New York: Brunner/Mazel.

Anderson, E. 1989. "Sex Codes and Family Life among Poor Inner-City Youths." *Annals of the American Academy of Political and Social Science* 501: 59–78.

Anonymous. 2001. "Osteoporosis Prevention, Diagnosis, and Therapy." *JAMA* 285: 785–795.

Anson, O., A. Levenson, and D. Y. Bonneh. 1990. "Gender and Health on the Kibbutz." *Sex Roles* 22: 213–235.

Applegate, J.S., and L. W. Kaye. 1993. "Male Elder Caregivers."pp. 152–167 in *Doing "Women's Work": Men in Non-Traditional Occupations*, edited by C. L. Williams. Thousand Oaks, Calif.: Sage.

Araton, H. 2001. "A Champion Slips Away Unnoticed." *NYT*, August 30.

Asch, A., and M. Fine. 1988. "Introduction: Beyond Pedestals." pp. 1–37 in *Women with Disabilities: Essays in Psychology, Culture, and Politics*, edited by M. Fine and A. Asch. Philadelphia: Temple University Press.

Asch, A., and L. H. Sacks. 1983. "Lives Without, Lives Within: Autobiographies of Blind Women and Men." *Journal of Visual Impairment and Blindness* 77: 242–247.

Ashley, J. A. 1976. *Hospitals, Paternalism, and the Role of the Nurse*. New York: Teachers College Press.

Avis, N. E., and S. M. McKinlay. 1995. "The Massachusetts Women's Health Study: An Epidemiological Investigation of the Menopause." *JAMWA* 50: 45–49, 63.

Avis, N. E., R. Stellano, S. Crawford et al. 2001. "Is There a Menopausal Syndrome? Menopausal Status and Symptoms across Racial/Ethnic Groups." *Social Science and Medicine* 52: 345–356.

Bailey, R., R. Muga, and R. Poulussen. 2000. "Trial Intervention Introducing Male Circumcision to Reduce HIV/STD Infections in Nyanza Province, Kenya: Baseline Results." Abstracts of the XIII International AIDS Conference, Durban, South Africa.

Baker, P. 2001. "The International Men's Health Movement." *BMJ* 323: 1014–1015.

Barnett, E. A. 1988."Le Edad Critica: The Positive Experience of Menopause in a Small Peruvian Town." pp. 40–54 in *Women and Health: Cross-Cultural Perspectives*, edited by P. Whelehan and contributors. Granby, Mass.: Bergin and Garvey.

Barr, K. E. M., M. P. Farrell, G. M. Barnes et al. 1993. "Race, Class, and Gender Differences in Substance Abuse: Evidence of Middle-Class/Underclass Polarization among Black Males." *Social Problems* 40: 314–327.

Barroso, C. 1994. "Building a New Specialization on Women's Health: An International Perspective." pp. 93–101 in *Reframing Women's Health*, edited by A. J. Dan. Newbury Park, Calif.: Sage.

Bartman, B., and E. Moy. 1998. "Racial Differences in Estrogen Use among Middle-Aged and Older Women." *Women's Health Issues* 8: 32–44.

Bashir, L. M. 1997. " Female Genital Mutilation: Balancing Intolerance of the Practice with Tolerance of Culture." *JWH* 6: 11–14.

Bauer, G. R. and S. L. Welles. 2001. "Beyond Assumptions of Negligible Risk: Sexually Transmitted Diseases and Women Who Have Sex with Women." *American Journal of Public Health* 91: 1282–1286.

Bayley, J. 1998. *Elegy for Iris.* New York: St. Martin's Press.

Bayne-Smith, M. 1996. *Race, Gender, and Health.* Newbury Park, Calif.: Sage.

Becker, G., and J. K. Jauregui. 1985. "The Invisible Isolation of Deaf Women: Its Effect on Social Awareness." pp. 23–36 in *Women and Disability: The Double Handicap,* edited by M. J. Deegan and N. A. Brooks. New Brunswick, N.J.: Transaction Books.

Bell, S. E. 1990. "The Medicalization of Menopause." pp. 43–63 in *The Meaning of Menopause: Historical, Medical, and Clinical Perspectives,* edited by R. Formanek. Hillsdale, N.J.: Analytic Press.

Ben-Tovim, D. I., K. Walker, P. Gilchrist et al. 2001. "Outcome in Patients with Eating Disorders: A 5–Year Study." *Lancet* 357: 1254–1257.

Berkman, L., and I. Kawachi. 2000. *Social Epidemiology.* New York: Oxford University Press.

Bevier, P. J., M. A. Chiasson, R. T. Heffernan et al. 1995. "Women at a Sexually Transmitted Disease Clinic Who Reported Same-Sex Contact: Their HIV Seroprevalence and Risk Behaviors." *American Journal of Public Health* 85: 1366–1371.

Black, D. R., editor. 1991. *Eating Disorders among Athletes.* Reston, Va.: American Alliance for Health, Physical Education, Recreation and Dance.

Bloor, M. 1995. *The Sociology of HIV Transmission.* Newbury Park, Calif.: Sage.

Bogdan, R. and S. J. Taylor. 1989. "Relationships with Severely Disabled People: The Social Construction of Humanness." *Social Problems* 36: 135–148.

Bond, L. S. 1992. "Street Children and AIDS: Is Postponement of Sexual Involvement a Realistic Alternative to the Prevention of Sexually Transmitted Diseases?" *Environment and Urbanization* 4: 150–157.

Borchert, J., and C. A. Rickabaugh. 1995. "When Illness is Perceived as Controllable: The Effects of Gender and Mode of Transmission on AIDS-Related Stigma." *Sex Roles* 33: 657–668.

Bordo, S. R. 1993. *Unbearable Weight: Feminism, Western Culture, and the Body.* Berkeley: University of California Press.

———. 1999. *The Male Body: A New Look at Men in Public and Private.* New York: Farrar Straus Giroux.

Borman, A. M., S. Paulous, and F. Clavel. 1996. "Resistance of Human-Immunodeficiency-Virus Type 1 to Protease Inhibitors: Selection of Resistance Mutations in the Presence and Absence of the Drug." *Journal of General Virology* 77(Part 3): 419–426.

Bourdieu, P. 1990. *The Logic of Practice.* Stanford, Calif.: Stanford University Press.

Boyd, R. L. 1989. "Racial Differences in Childlessness: A Centennial Review." *Sociological Perspectives* 2: 183–199.

Brady, M. 1999."Female Genital Mutilation: Complications and Risk of HIV Transmission." *AIDS Patient Care and Sexually Transmitted Diseases* 13: 709–716.

Breitbart, V., W. Chavkin, and P. Wise. 1994. "The Accessibility of Drug Treatment for Pregnant Women: A Survey of Programs in Five Cities." *American Journal of Public Health* 84: 1658–1661.

Brogan, D., E. Frank, L. Elon et al. 1999. "Harassment of Lesbians as Medical Students and Physicians." *JAMA* 282: 1290–1292.

Brown, L. J., and V. Lazar. 1998. "Differences in Net Incomes of Male and Female Owner General Practitioners." *Journal of the American Dental Association* 129: 373–378.

Brown, P. 1995. "Naming and Framing: The Social Construction of Diagnosis and Illness." *Journal of Health and Social Behavior* (Extra Issue): 34–52.

Browne, J., and V. Minichiello. 1996. "Condoms: Dilemmas of Caring and Autonomy in Heterosexual Safe Sex Practices." *Venereology: Interdisciplinary International Journal of Sexual Health* 9: 24–33.

Brownworth, V., and S. Raffo. 1999. *Restricted Access: Lesbians on Disability.* Seattle, Wash.: Seal Press.

Brozan, N. 1978. "Training Linked to Disruption of Female Reproductive Cycle." *NYT*, April 17.

Brumberg, J. J. 1997. *The Body Project: An Intimate History of American Girls.* New York: Vintage Books.

Buckley, T., and A. Gottlieb. 1988. "A Critical Appraisal of Theories of Menstrual Symbolism." pp. 3–50 in *Blood Magic: The Anthropology of Menstruation,* edited by T. Buckley and A. Gottlieb. Berkeley: University of California Press.

Bullard, D. G., and S. E. Knight. 1981. *Sexuality and Physical Disability: Personal Perspectives.* St. Louis: Mosby.

Bullough, V., and M. Voght. 1973. "Women, Menstruation and Nineteenth-Century Medicine." *Bulletin of the History of Medicine* 47: 66–82.

Burckes-Miller, M. E., and D. R. Black. 1991. "College Athletes and Eating Disorders: A Theoretical Context." pp. 11–26 in *Eating Disorders among Athletes,* edited by D. R. Black. Reston, Va.: American Alliance for Health, Physical Education, Recreation and Dance.

Bush, T. L. 1992. "Feminine Forever Revisited: Menopausal Hormone Therapy in the 1990s." *JWH* 1: 1–4.

Butler, J. 1993. *Bodies that Matter: On the Discursive Limits of "Sex."* New York and London: Routledge.

Calderone, K. L. 1990. "The Influence of Gender on the Frequency of Pain and Sedative Medication Administered to Postoperative Patients." *Sex Roles* 23: 713–725.

Caldwell, J. C., and P. Caldwell. 1996. "The African AIDS Epidemic." *Scientific American* 274(3): 62–63, 66–68.

Callahan, J. C., editor. 1993. *Menopause: A Midlife Passage.* Bloomington: Indiana University Press.

Campbell, C. A. 1991. "Prostitution, AIDS and Preventive Health Behavior." *Social Science and Medicine* 32: 1367–1378.

———. 1995. "Male Gender Roles and Sexuality: Implications for Women's AIDS Risk and Prevention." *Social Science and Medicine* 41: 197–210.

Candib, L. M. 1988. "Ways of Knowing in Family Medicine: Contributions from a Feminist Perspective." *Family Medicine* 20: 133–136.

———. 1995. *Medicine and the Family: A Feminist Perspective.* New York: Basic Books.

Cauley, J. A., D. M. Black, E. Barrett Connor et al. 2001. "Effect of Hormone Replacement Therapy on Clinical Fractures and Height Loss: The Heart and Estrogen/Progestin Replacement Study (HERS)." *American Journal of Medicine* 110: 442–450.

Cauvin, H. E. 2001. "How Rush to Manhood Scars Young Africans." *NYT*, August 6.

Charmaz, K. 1991. *Good Days, Bad Days: The Self in Chronic Illness and Time*. New Brunswick, N.J.: Rutgers University Press.

———. 1995. "Identity Dilemmas of Chronically Ill Men." pp. 266–291 in *Men's Health and Illness: Gender, Power and the Body*, edited by D. Sabo and D. F. Gordon. Newbury Park, Calif.: Sage.

Chase, C. 1998. "Hermaphrodites with Attitude: Mapping the Emergence of Intersex Political Activism." *GLQ: A Journal of Gay and Lesbian Studies* 4: 189–211.

———. 2000. "Genital Surgery on Children below the Age of Consent: Intersex Genital Mutilation." pp. 452–458 in *Psychological Perspectives on Human Sexuality*, edited by L. Szuchman and F. Muscarella. New York: John Wiley and Sons.

Chatterjee, N., and N. E. Riley. 2001. "Planning an Indian Modernity: The Gendered Politics of Fertility Control." *Signs* 26: 811–845.

Chavkin, W., editor. 1994. *Double Exposure: Women's Health Hazards on the Job and at Home*. New York: Monthly Review Press.

Chesney, M. 2000. "Factors Affecting Adherence to Antiretroviral Therapy." *Clinical Infectious Diseases* 30(Suppl. 2): S171–176.

Chrisler, J. C., and K. B. Levy. 1990. "The Media Construct a Menstrual Monster: A Content Analysis of PMS Articles in the Popular Press." *Women and Health* 16: 69–71.

Christakis, D. A., E. Harvey, and D. M. Zerr et al. 2000. "A Trade-Off Analysis of Routine Newborn Circumcision." *Journal of the Ambulatory Pediatric Association* (Supplement) 105: 246–249.

Chu, S. Y., and P. M. Wortley. 1995. "Epidemiology of HIV/AIDS in Women." pp. 1–12 in *HIV Infection in Women*, edited by H. Minkoff, J. A. DeHovitz, and A. Duerr. New York: Raven Press.

Clare, E. 1999. "Flirting with You: Some Notes on Isolation and Connection." pp. 127–135 in *Restricted Access: Lesbians on Disability*, edited by V. Brownworth and S. Raffo. Seattle, Wash.: Seal Press.

Clarke, A. E., and V. L. Olesen, editors. 1999a. *Revisioning Women, Health, and Healing: Feminist, Cultural, and Technoscience Perspectives*. New York: Routledge.

———. 1999b. "Revising, Diffracting, Acting." pp. 3–48 in *Revisioning Women, Health, and Healing: Feminist, Cultural, and Technoscience Perspectives*, edited by A. E. Clarke and V. L. Olesen. New York: Routledge.

Coale, A. J., and J. Banister. 1994. "Five Decades of Missing Females in China." *Demography* 31: 459–479.

Cohen, S. M., E. O. Mitchell, V. Oleson et al. 1994. "From Female Disease to Women's Health: New Educational Paradigms." pp. 50–55 in *Reframing Women's Health*, by A. J. Dan. Newbury Park, Calif.: Sage.

Collins, C. 2000. "Can an HIV Vaccine Help in HIV Prevention?" Center for AIDS Prevention Studies, University of California San Francisco Web site.

Collins, P. H. 1990. *Black Feminist Thought: Knowledge, Consciousness, and the Politics of Empowerment*. Boston: Unwin Hyman.

Connell, R. W. 1995. *Masculinities*. Berkeley: University of California Press.

Connell, R. W., M. D. Davis, and G. W. Dowsett. 1993. "A Bastard of a Life: Homosexual Desire and Practice among Men in Working-Class Milieux." *Australia and New Zealand Journal of Sociology* 29: 112–135.

Connell, R. W., and Susan Kippax. 1990. "Sexuality in the AIDS Crisis: Patterns of Sexual Practice and Pleasure in a Sample of Australian Gay and Bisexual Men." *Journal of Sex Research* 27: 167–198.

Cooley, E., and T. Toray. 2001. "Body Image and Personality Predictors of Eating Disorder Symptoms during the College Years." *International Journal of Eating Disorders* 30: 28–36.

Cooper, E. B. 1995. "Historical and Analytical Overview of Policy Issues Affecting Women Living with AIDS: A Blueprint for Learning from Our Past." *Bulletin of the New York Academy of Medicine* 72(Summer Supp. 1): 283–299.

Cooper, S., and E. Glazer. 1998. *Choosing Assisted Reproduction: Social, Emotional, and Ethical Considerations.* Indianapolis: Perspectives Press.

Cooper-Patrick, L., J. J. Gallo, J. J. Gonzalez et al. 1999. "Race, Gender, and Partnership in the Physician-Patient Relationship." *JAMA* 282: 583–589.

Corbin, J. M., and A. Strauss. 1988. *Unending Work and Care: Managing Chronic Illness at Home.* San Francisco: Jossey-Bass.

Corea, G. 1992. *The Invisible Epidemic: The Story of Women and AIDS.* New York: HarperPerennial.

Coulter, I., P. Jacobson, and L. E. Parker. 2000. "Sharing the Mantle of Primary Female Care: Physicians, Nurse Practitioners, and Physician Assistants." *JAMWA* 55: 100–103.

Crossette, B. 2001. "Cheaper AIDS Drugs Pose More Dangers in Africa." *NYT*, April 1.

Crystal, S., and M. Jackson. 1992. "Health Care and the Social Construction of AIDS: The Impact of Disease Definitions." pp. 163–180 in *The Social Context of AIDS.* edited by J. Huber and B. E. Schneider. Newbury Park, Calif.: Sage.

Dan, A. J. 1994. *Reframing Women's Health.* Newbury Park, Calif.: Sage.

D'aoust, V. 1999. "Complications: The Deaf Community, Disability and Being a Lesbian Mom: A Conversation with Myself." pp. 115–126 in *Restricted Access: Lesbians on Disability,* edited by V. Brownworth and S. Raffo. Seattle, Wash.: Seal Press.

Daum, Meghan. 1996. "Safe-Sex Lies." *NYT Magazine*, January 21.

Davis, F. 1972. *Illness, Interaction and the Self.* Belmont, Calif.: Wadsworth.

Davis, K. 1995. *Reshaping the Female Body: The Dilemma of Cosmetic Surgery.* New York: Routledge.

———. 1988. *Power under the Microscope.* Dordrecht, the Netherlands: Foris.

Dean, M., M. Carrington, C. Winkler et al. 1996. "Genetic Restriction of HIV-1 Infection and Progression to AIDS by a Deletion Allele of the *CKR5* Structural Gene." *Science* 273(Sept. 27): 1856–1862.

Deegan, M. J. 1985. "Multiple Minority Groups: A Case Study of Physically Disabled Women." pp. 37–55 in *Women and Disability: The Double Handicap,* edited by M. J. Deegan and N. A. Brooks. New Brunswick, N.J.: Transaction Books.

Deegan, M. J., and N. A. Brooks, editors. 1985. *Women and Disability: The Double Handicap.* New Brunswick, N.J.: Transaction Books.

DeHaan, C. B., and J. L. Wallander. 1988. "Self-Concept, Sexual Knowledge and Attitudes, and Parental Support in the Sexual Adjustment of Women with Early- and Late-Onset Physical Disability." *Archives of Sexual Behavior* 17: 145–161.

Delany, S. R. 1991. "Straight Talk/Street Talk." *Differences* 3(Summer): 21–38.

Diamond, T. 1992. *Making Gray Gold: Narratives from Inside Nursing Homes.* Chicago: University of Chicago Press.

Dickson, G. L. 1990. "A Feminist Poststructuralist Analysis of the Knowledge of Menopause." *Advances in Nursing Science* 12: 15–31.

Dixon-Mueller, R. 1994. "Abortion Policy and Women's Health in Developing Countries." pp. 191–210 in *Women's Health, Politics, and Power*, edited by E. Fee and N. Krieger. Amityville, N.Y.: Baywood.

Dorrington, R., D. Bourne, and D. Bradshaw et al. 2001. "The Impact of HIV/ AIDS on Adult Mortality in South Africa." Medical Research Council Web site.

Douglas, M. 1966. *Purity and Danger: An Analysis of the Concepts of Pollution and Taboo*. London: Routledge & Kegan Paul.

Doyal, L. 2001. "Sex, Gender, and Health: The Need for a New Approach." *BMJ* 323: 1061–1063.

Drachman, V. 1984. *Hospital with a Heart*. Ithaca, N.Y.: Cornell University Press.

Draper, E. 1993. "Fetal Exclusion Policies and Gendered Constructions of Suitable Work." *Social Problems* 40: 90–107.

Dreger, A. D . 1998. *Hermaphrodites and the Medical Invention of Sex*. Cambridge, Mass.: Harvard University Press.

Duerr, A., and G. E. Howe. 1995. "Contraception." pp. 157–172 in *HIV Infection in Women*, edited by H. Minkoff, J. A. DeHovitz, and A. Duerr. New York: Raven Press.

Dugger, C. W. 1996. "Genital Ritual is Unyielding in Africa." *NYT*, October 5.

Dworkin, S., and M. A. Messner. 1999. "Just Do . . . What? Sport, Bodies, Gender." pp. 341–361 in *Revisioning Gender*, edited by M. M. Ferree, J. Lorber, and B. B. Hess. Thousand Oaks, Calif.: Sage.

Ehrenreich, B., and D. English. 1973. *Complaints and Disorders: The Sexual Politics of Sickness*. N.Y.: Feminist Press.

Ekstrand, M. L., R. D. Stall, J. P. Paul et al. 1999. "Gay Men Report High Rates of Unprotected Anal Sex with Partners of Unknown or Discordant HIV Status." *AIDS* 13: 1525–1533.

El Dareer, A. 1982. *Woman, Why Do You Weep? Circumcision and its Consequences*. London: Zed Books.

Elias, C., and Coggins, C. 2001. "Acceptability Research on Female-Controlled Barrier Methods to Prevent Heterosexual Transmission of HIV: Where Have We Been? Where Are We Going?" *JWH* 10: 163–173.

Ericksen, K. P . 1995 . "Female Circumcision among Egyptian Women." *Women's Health: Research on Gender, Behavior, and Policy* 1: 309–328.

Espinoza, P., I. Bouchard, and P. Ballian. 1988. "Has the Open Sale of Syringes Modified the Syringe-Exchanging Habits of Drug Addicts?" Abstract 8522 in *Final Program and Abstracts of the IV International Conference on AIDS*. Stockholm.

Ettorre, E., and E. Riska. 1995. *Gendered Moods: Psychotropics and Society*. New York: Routledge.

Fausto-Sterling, A . 1985 . *Myths of Gender: Biological Theories about Women and Men*. New York: Basic Books.

———. 2000. *Sexing the Body: Gender Politics and the Construction of Sexuality*. New York: Basic Books.

Featherstone, M., M. Hepworth, and B. S. Turner, editors. 1991. *The Body: Social Process and Cultural Theory*. Newbury Park, Calif.: Sage.

Fee, E., and N. Krieger, editors. 1994. *Women's Health, Politics, and Power*. Amityville, N.Y.: Baywood.

Fennema, K., D. L. Meyer, and N. Owen. 1990. "Sex of Physician: Patients' Preferences and Stereotypes." *Journal of Family Practice* 30: 441–446.

Figert, A. E. 1995. "The Three Faces of PMS: The Professional, Gendered and Scientific Structuring of a Psychiatric Disorder." *Social Problems* 42: 56–73.

Fine, M., and A. Asch. 1985. "Disabled Women: Sexism without the Pedestal." pp. 6–22 in *Women and Disability: The Double Handicap*, edited by M. J. Deegan and N. A. Brooks. New Brunswick, N.J.: Transaction Books.

Fine, M., and A. Asch, editors. 1988. *Women with Disabilities: Essays in Psychology, Culture, and Politics*. Philadelphia: Temple University Press.

Fisher, S. 1986. *In the Patient's Best Interest: Women and the Politics of Medical Decisions*. New Brunswick, N.J.: Rutgers University Press.

———. 1994. "Is Care a Remedy? The Case of Nurse Practitioners." pp. 301–329 in *Reframing Women's Health*, by A. J. Dan. Newbury Park, Calif.: Sage.

———. 1995. *Nursing Wounds: Nurse Practitioners, Doctors, Women Patients, and the Negotiation of Meaning*. New Brunswick, N.J.: Rutgers University Press.

Flint, M. 1982. "Male and Female Menopause: A Cultural Put-on." pp. 363–375 in *Changing Perspectives on Menopause*, edited by A. M. Voda, M. Dinnerstein, and S. R. O'Donnell. Austin: University of Texas Press.

Flint, M., and R. S. Samil. 1990. "Cultural and Subcultural Meaning of the Menopause." pp. 134–148 in *Multidisciplinary Perspectives on Menopause*, edited by M. Flint, F. Kronenberg, and W. Utian. New York: New York Academy of Sciences.

Fontanet, A.L., J. Saba, J. Chandelying et al. 1998. "Protection Against Sexually Transmitted Diseases by Granting Sex Workers in Thailand the Choice of Using the Male or Female Condom: Results from a Randomized Controlled Trial." *AIDS* 12: 1851–1859.

Foster, J. 1996. "Menstrual Time: The Sociocognitive Mapping of 'The Menstrual Cycle'." *Sociological Forum* 11: 523–547.

Frackiewicz, E. J., and T. M. Shiovitz. 2001. "Evaluation and Management of Premenstrual Syndrome and Premenstrual Dysphoric Disorder." *Journal of American Pharmacy Association* 41: 437–447.

Frank, G. 1988. "On Embodiment: A Case Study of Congenital Limb Deficiency in American Culture." pp. 41–71 in *Women with Disabilities: Essays in Psychology, Culture, and Politics*, edited by M. Fine and A. Asch. Philadelphia: Temple University Press.

Frank, R. 1931. "The Hormonal Causes of Premenstrual Tension." *Archives of Neurology and Psychiatry* 26: 1053–1057.

Franks, P., and C. M. Clancy. 1993. "Physician Gender Bias in Clinical Decision-Making: Screening for Cancer in Primary Care." *Medical Care* 31: 213–218.

Freidson, E. 1970a. *Profession of Medicine*. New York: Dodd Mead.

———. 1970b. *Professional Dominance: The Social Structure of Medical Care*. New York: Atherton.

———. 1986. *Professional Powers*. Chicago: University of Chicago Press.

———. 1989. *Medical Work in America*. New Haven, Conn.: Yale University Press.

Fussell, S. 1993. "Body Builder Americanus." *Michigan Quarterly Review* 32: 577–596.

Gallagher, H. G. 1985. *FDR's Splendid Deception*. New York: Dodd Mead.

Gamble, V. 1982. "Vanessa Gamble: Tomorrow's Physicians, Tomorrow's Policy-Maker." pp. 242–261 in *In Her Own Words: Oral Histories of Women Physicians*, edited by R. M. Morantz, C. S. Pomerlau, and C. H. Fenichel. Westport, Conn.: Greenwood Press.

Gannon, L., and B. Ekstrom. 1993. "Attitudes toward Menopause: The Influence of Sociocultural Paradigms." *Psychology of Women Quarterly* 17: 275–288.

Gartner, R. 1990. "The Victims of Homicide: A Temporal and Cross-National Comparison." *American Sociological Review* 55: 92–106.

Genuis, S. J., and S. K. Genuis. 1996. "Orgasm without Organisms: Science or Propaganda?" *Clinical Pediatrics* 35: 10–17.

Gerschick, T. J., and A. S. Miller. 1994. "Gender Identities at the Crossroads of Masculinity and Physical Disability." *Masculinities* 2: 34–55.

Gibbs, J. T., editor. 1988. *Young, Black and Male in America: An Endangered Species*. Dover, Mass.: Auburn House.

Gill, C. J. 1994. "When is a Woman Not a Woman." *Sexuality and Disability* 12: 117–120.

Gitlin, M. J., and R. O. Pasnau. 1989. "Psychiatric Syndromes Linked to Reproductive Function in Women: A Review of Current Knowledge." *American Journal of Psychiatry* 146: 1413–1421.

Gladwell, M. 2000. "John Rock's Error." *New Yorker Magazine*, March 13, pp. 52–63.

Glass, J., and T. Fujimoto. 1994. "Housework, Paid Work, and Depression among Husbands and Wives." *Journal of Health and Social Behavior* 35: 179–191.

Glazer, N. 1990. "The Home as Workshop: Women as Amateur Nurses and Medical Care Providers." *Gender and Society* 4: 479–499.

———. 1991. "'Between a Rock and Hard Place': Women's Professional Organizations in Nursing and Class, Racial, and Ethnic Inequalities." *Gender and Society* 5: 351–372.

Goldberg, C. 1995. "Suicide's Husband is Indicted: Diary Records Pain of 2 Lives." *NYT*, December 15.

Goldman, R. 1998. *Questioning Circumcision: A Jewish Perspective*. New York: Vanguard.

Goldstein, D. 2000. "'When Ovaries Retire': Contrasting Women's Experiences with Feminist and Medical Models of Menopause." *Health* 4: 309–323.

Goldstein, N. 1995. "Lesbians and the Medical Profession: HIV/AIDS and the Pursuit of Visibility." *Women's Studies* 24: 531–552.

Goldstein, N., and J. L. Manlowe, editors. 1997. *The Gender Politics of HIV/AIDS in Women*. New York: New York University Press.

Gollaher, D. L. 2000. *Circumcision: A History of the World's Most Controversial Surgery*. New York: Basic Books.

Golub, S. 1992. *Periods: From Menarche to Menopause*. Newbury Park, Calif.: Sage.

Gómez, C. A. 1995. "Lesbians at Risk for HIV: The Unresolved Debate." pp. 19–31 in *AIDS, Identity, and Community: The HIV Epidemic and Lesbians and Gay Men*, edited by G. M. Herek and B. Greene. Newbury Park, Calif.: Sage.

Goode, E. 2001. "With Fears Fading, More Gays Spurn Old Preventive Message." *NYT*, August 19.

Greenhalgh, S . 2001. "Fresh Winds in Beijing: Chinese Feminists Speak Out on the One-Child Policy and Women's Lives." *Signs* 26: 847–886.

Greenhalgh, S., and J. Li. 1995. "Engendering Reproductive Policy and Practice in Peasant China: For a Feminist Demography of Reproduction." *Signs* 20: 601–641.

Greer, G. 1991. *The Change: Women, Aging and the Menopause*. New York: Fawcett Columbine.

Gremillion, H. 2002. "In Fitness and in Health: Crafting Bodies in the Treatment of Anorexia Nervosa." *Signs* 27: 381–414.

Griffiths, F. 1999. "Women's Control and Choice Regarding HRT." *Social Science and Medicine* 49: 469–481.

Grinstead, O., B. Zack, and B. Faigeles et al. 1999. "Reducing Postrelease HIV Risk among Male Prison Inmates: A Peer-Led Intervention." *Criminal Justice and Behavior* 26: 453–465.

Grodstein, F., J. E. Manson, and M. J. Stampfer. 2001. "Postmenopausal Hormone Use and Secondary Prevention of Coronary Events in the Nurses' Health Study." *Annals of Internal Medicine* 135: 1–8.

Gruenbaum, E. 2000. *The Female Circumcision Controversy: An Anthropological Perspective*. Philadelphia: University of Pennsylvania Press.

Grumbach, K., and J. Coffman. 1998. "Physicians and Non-Physician Clinicians: Complements or Competitors?" *JAMA* 280: 825–826.

Guinan, M. E. 1988. "PMS or Perifollicular Phase Euphoria?" *JAMWA* 43: 91–92.

Gullette, M. M. 1993. "All Together Now: The New Sexual Politics of Midlife Bodies." *Michigan Quarterly Review* 32: 669–695.

Gutiérrez, L., H. J. Oh, and M. R. Gillmore. 2000. "Toward and Understand of (Em) Power (Ment) for HIV/AIDS Prevention with Adolescent Women." *Sex Roles* 42: 581–611.

Hall, J. A., A. M. Epstein, M. L. DeCiantis et al. 1993. "Physicians' Liking for Their Patients: More Evidence for the Role of Affect in Medical Care." *Health Psychology* 12: 140–146.

Hall, J. A., J. T. Irish, D. L. Roter et al. 1994. "Gender in Medical Encounters: An Analysis of Physician and Patient Communication in a Primary Care Setting." *Health Psychology* 13: 382–392.

Hall, J. A., and D. L. Roter. 1995. "Patient Gender and Communication with Physicians: Results of a Community-Based Study." *Women's Health: Research on Gender, Behavior, and Policy* 1: 77–95.

Halperin, D. T., and R. C. Bailey. 1999. "Male Circumcision and HIV Infection: 10 Years and Counting." *Lancet* 354: 1813–1815.

Hammonds, E. 1992. "Missing Persons: African American Women, AIDS and the History of Disease." *Radical America* 24: 7–23.

Haraway, D. 1989. "The Biopolitics of Postmodern Bodies: Determinations of Self in Immune System Discourse." *Differences* 1(Winter): 1–43.

Harding, S. 1986. *The Science Question in Feminism*. Ithaca, N.Y.: Cornell University Press.

Harlow, S. D., K. Bainbridge, D. Howard et al. 1999. "Methods and Measures: Emerging Strategies in Women's Health Research." *JWH* 8: 139–144.

Harrison, M. 1983. *A Woman in Residence*. New York: Penguin.

———. 1985. *Self-Help for Premenstrual Syndrome*. New York: Random House.

———. 1990. "Women as Other: The Premise of Medicine." *JAMWA* 45: 225–226.

———. 1994. "Women's Health: New Models of Care and a New Academic Discipline." pp. 79–90 in *Reframing Women's Health*, by A. J. Dan. Newbury Park, Calif.: Sage.

Hartgers, C., E. van Ameijden, E. J. van den Hoek et al. 1992. "Needle Sharing and Participation in the Amsterdam Syringe Exchange Among HIV-Seronegative Injecting Drug Users." *Public Health Reports* 107: 675–681.

Haug, M., and B. Lavin. 1983. *Consumerism in Medicine: Challenging Physician Authority*. Newbury Park, Calif.: Sage.

Haynes, S. G., B. S. Lynch, R. Biegel et al. 2000. "Women's Health and the Environment: Innovations in Science and Policy." *JWH* 9: 245–273.

Healy, B. 1991. "The Yentl Syndrome." *New England Journal of Medicine* 325: 274–276.

Herdt, G., and S. Lindenbaum, editors. 1992. *The Time of AIDS: Social Analysis, Theory, and Method*. Newbury Park, Calif.: Sage.

Herzog, D. B., K. L. Newman, C. J. Yeh, and M. Warshaw. 1992. "Body Image Satisfaction in Homosexual and Heterosexual Women." *International Journal of Eating Disorders* 11: 391–396.

Hill, S. A., and M. K. Zimmerman. 1995. "Valiant Girls and Vulnerable Boys: The Impact of Gender and Race on Mothers' Caregiving for Chronically Ill Children." *Journal of Marriage and the Family* 57: 43–53.

Hillyer, B. 1993. *Feminism and Disability*. Norman: University of Oklahoma Press.

Hine, D. C. 1985. "Co-laborers in the Work of the Lord: Nineteenth-Century Black Physicians." pp.107–120 in *"Send Us a Lady Physician": Women Doctors in America, 1835–1920*, edited by R. J. Abram. New York: Norton.

————. 1989. *Black Women in White: Racial Conflict and Cooperation in the Nursing Profession, 1890–1950*. New York: Routledge.

Hockenberry, J. 1995. *Moving Violations: War Zones, Wheelchairs, and Declarations of Independence*. New York: Hyperion.

Hoffmann, J. C. 1982. "Biorhythms in Human Reproduction: The Not-So-Steady States." *Signs* 7: 829–844.

Hoffman, L. A. 1995. *Covenant of Blood: Circumcision and Gender in Rabbinic Judaism*. Chicago: University of Chicago Press.

Hogben, M., and J. S. St. Lawrence. 2000. "HIV/STD Risk Reduction Interventions in Prison Settings." *JWH* 9: 587–592.

Hollibaugh, A. 1995. "Lesbian Denial and Lesbian Leadership in the AIDS Epidemic: Bravery and Fear in the Construction of Lesbian Geography of Risk." pp. 219–230 in *Women Resisting AIDS: Feminist Strategies of Empowerment*, edited by B. E. Schneider and N. E. Stoller. Philadelphia: Temple University Press.

Hubbard, R. 1990. *The Politics of Women's Biology*. New Brunswick, N.J.: Rutgers University Press.

Huber, J., and B. E. Schneider, editors. 1992. *The Social Context of AIDS*. Newbury Park, Calif.: Sage.

Hughes, E. C. 1971. "Dilemmas and Contradictions of Status." pp. 141–150 in *The Sociological Eye*. Chicago: Aldine Atherton.

Hunter, D. J., B. N. Maggwa, J. K. Mati et al. 1994. "Sexual Behavior, Sexually Transmitted Diseases, Male Circumcision and Risk of HIV Infection among Women in Nairobi, Kenya." *AIDS* 8: 93–99.

Hutchinson, M., and M. Shannon. 1993. "Reproductive Health and Counseling." pp.47–65 in *Until the Cure: Caring for Women with HIV*, edited by A. Kurth. New Haven, Conn.: Yale University Press.

Idler, E. L., and S. V. Kasl. 1992. "Religion, Disability, Depression, and the Timing of Death." *American Journal of Sociology* 97: 1052–1079.

IOM (Institute of Medicine). 2001. *Health and Behavior: The Interplay of Biological, Behavioral, and Societal Influences*. Washington, D.C.: National Academy Press.

James, M. S. 2001. "Till Sickness Do We Part Study: Husbands More Likely to Divorce Ill Spouses." ABC News Online May 12.

James, S. A. 1994. "Reconciling Human Rights and Cultural Relativism: The Case of Female Circumcision." *Bioethics* 8 (Nov. 1): 1–26.

———. 1998. "Shades of Othering: Reflections on Female Circumcision/Genital Mutilation." *Signs* 23: 1031–1048.

Jason, J., B. L. Evatt, and Hemophilia-AIDS Collaborative Study Group. 1990. "Pregnancies in Human Immunodeficiency Virus-Infected Sex Partners of Hemophilic Men." *American Journal of Diseases of Children* 144: 485–490.

Jenkins, S. R. 2000. "Introduction to the Special Issue: Defining Gender, Relationships, and Power." *Sex Roles* 42: 751–780.

Johnson, K., and E. Hoffman. 1994. "Women's Health and Curriculum Transformation: The Role of Medical Specialization." pp. 27–39 in *Reframing Women's Health*, by A. J. Dan. Newbury Park, Calif.: Sage.

Jones, E., and J. D. Forrest. 1985. "Teenage Pregnancy in Developed Countries: Determinants and Policy Implications." *Family Planning Perspectives* 17: 53–63.

Kahn, J. O., J. N. Martin, M. E. Roland et al. 2001. "Feasibility of Postexposure Prophylaxis (PEP) against Human Immunodeficiency Virus Infection after Sexual or Injection Drug Use Exposure: San Francisco PEP Study." *Journal of Infectious Diseases* 183: 707–714.

Kane, S., and T. Mason. 1992. "'IV Drug Users' and 'Sex Partners': The Limits of Epidemiological Categories and the Ethnography of Risk." pp. 199–222 in *The Time of AIDS: Social Analysis, Theory, and Method*, edited by G. Herdt and S. Lindenbaum. Newbury Park, Calif.: Sage.

Kantor, E. 1998. "HIV Transmission and Prevention in Prisons." Center for AIDS Prevention Studies, University of California San Francisco Web site.

Kasper, A. S. 1995. "The Social Construction of Breast Loss and Reconstruction." *Women's Health Research on Gender, Behavior, and Policy* 3: 197–219.

Kaw, E. 1998. "Medicalization of Racial Features: Asian-American Women and Cosmetic Surgery." pp. 147–183 in *The Politics of Women's Bodies: Sexuality, Appearance and Behavior*, edited by R. Weitz. New York: Oxford University Press.

Kaye, L. W., and J. S. Applegate. 1990. *Men as Caregivers to the Elderly: Understanding and Aiding Unrecognized Family Support.* Lexington, Mass.: Lexington Books.

Kegeles, S. M., R. B. Hays, L. M. Pollack et al. 1999. "Mobilizing Young Gay Men for HIV Prevention: A Two-Community Study." *AIDS* 13: 1753–1762.

Kelly, J. A. 1995a. "Advances in HIV/AIDS Education and Prevention." *Family Relations* 44: 345–352.

———. 1995b. *Changing HIV Risk Behavior: Practical Strategies.* New York: Guilford.

Kelly, J. A., J. S. St. Lawrence, Y. E. Diaz et al. 1991. "HIV Risk Behavior Reduction Following Intervention with Key Opinion Leaders of a Population: An Experimental Community-Level Analysis." *American Journal of Public Health* 81: 168–171.

Kelly, M. 1996. "Accentuate the Negative." *The New Yorker*, April 1, 44–48.

Kemper, T. D. 1990. *Social Structure and Testosterone: Explorations of the Sociobiosocial Chain.* New Brunswick, N.J.: Rutgers University Press.

Kennamer, J. D., J. Honnold, J. Bradford et al. 2000. "Differences in Disclosure of Sexuality among African American and White Gay/Bisexual Men: Implications for HIV/AIDS Prevention." *AIDS Education and Prevention* 12: 519–531.

Kennedy, M. B., M. I. Scarlett, A. C. Duerr et al. 1995. "Assessing HIV Risk among Women Who Have Sex with Women: Scientific and Communication Issues." *JAMWA* 50: 103–107.

Kessler, S. J. 1998. *Lessons from the Intersexed*. New Brunswick, N.J.: Rutgers University Press.

Kessler, S. J., and W. McKenna. 1985. *Gender: An Ethnomethodological Approach*. Chicago: University of Chicago Press.

Killoran, C. 1994. "Women with Disabilities Having Children: It's Our Right, Too." *Sexuality and Disability* 12: 121–126.

Kimmel, M. 2001. "The Kindest Uncut: Feminism, Judaism and My Son's Foreskin." *Tikkun* (May–June): 43–48.

Kimmel, M., and M. P. Levine. 1991. "A Hidden Factor in AIDS: 'Real' Men's Hypersexuality." *Los Angeles Times*, June 3.

King, D. 1990. "Prostitutes as Pariah in the Age of AIDS: A Content Analysis of Coverage of Women Prostitutes in *The New York Times* and *The Washington Post* September 1985–April 1988." *Women and Health* 16: 135–176.

Kipnis, K., and M. Diamond. 1998. "Pediatric Ethics and the Surgical Assignment of Sex." *Journal of Clinical Ethics* 9: 398–410.

Kliewer, E. V., and K. R. Smith. 1995. "Breast Cancer Mortality among Immigrants in Australia and Canada." *Journal of the National Cancer Institute* 87:1154–1161.

Knight, C. 1991. *Blood Relations: Menstruation and the Origins of Culture*. New Haven, Conn.: Yale University Press.

Koch, L. 1990. "IVF—An Irrational Choice?" *Issues in Reproductive and Genetic Engineering* 3: 235–242.

Kocher, M. 1994. "Mothers with Disabilities." *Sexuality and Disability* 12:127–134.

Koeske, R.D. 1983. "Lifting the Curse of Menstruation: Toward a Feminist Perspective on the Menstrual Cycle." *Women and Health* 8(2–3): 1–15.

Kolata, G. 1991. "Hit Hard by AIDS Virus, Hemophiliacs Angrily Speak Out." *NYT*, December 25.

Kolb, C. 1985. "Assertive Training for Women with Visual Impairments." pp. 87–94 in *Women and Disability: The Double Handicap*, edited by M. J. Deegan and N. A. Brooks. New Brunswick, N.J.: Transaction Books.

Koos, E. L. 1954. *The Health of Regionville*. New York: Columbia University Press.

Korvick, J. A., P. Stratton, C. Spino et al. 1996. "Women's Participation in AIDS Clinical Trials Group (ACTG) Trials in the USA: Enough or Still Too Few?" *JWH* 5: 129–136.

Kranczer, S. 1995. "U.S. Longevity Unchanged." *Statistical Bulletin* 76(3): 12–20.

Krieger, N. 1996. "Inequality, Diversity, and Health: Thoughts on 'Race/Ethnicity' and 'Gender'." *JAMWA* 51: 133–136.

Kreiss, J.K., and S.G.Hopkins.1993."The Association between Circumcision Status and Human Immunodeficiency Virus Infection among Homosexual Men." *Journal of Infectious Diseases* 168: 1404–1408.

Kreuter, M. W., V. J. Strecher, R. Harris et al. 1995. "Are Patients of Women Physicians Screened More Aggressively? A Prospective Study of Physician Gender and Screening." *Journal of General Internal Medicine* 10: 119–125.

Kurth, A., editor. 1993. *Until the Cure: Caring for Women with HIV*. New Haven, Conn.: Yale University Press.

Lakoff, R. T. 1989. "Review Essay: Woman and Disability." *Feminist Studies* 15: 365–375.

Laumann, E. O., C. M. Masi, and E. W. Zuckerman.1997. "Circumcision in the United States." *JAMA* 277: 1052–1057.

Lawlor, D. A., S. Ebrahim, and G. D. Smith. 2001. " Sex Matters: Secular and Geographical Trends in Sex Differences in Coronary Heart Disease Mortality." *BMJ* 323: 541–545.

Laws, S. 1983. "The Sexual Politics of Premenstrual Tension." *Women's Studies International Forum* 6: 19–31.

———. 1990. *Issues of Blood: The Politics of Menstruation.* London: Macmillan.

Laws, S., V. Hey, and A. Egan. 1985. *Seeing Red: The Politics of Premenstrual Tension.* London: Hutchinson.

Lear, D. 1995. "Sexual Communication in the Age of AIDS: The Construction of Risk and Trust among Young Adults." *Social Science and Medicine* 41: 1311–1323.

Lee, L. M., and P. L. Fleming. 2001. "Trends in Human Immunodeficiency Virus Diagnoses among Women in the United States, 1994–1998." *Journal of the American Medical Women's Association* 56: 94–99.

Lennane, K. J., and R. J. Lennane. 1973. "Alleged Psychogenic Disorders in Women—A Possible Manifestation of Sexual Prejudice." *New England Journal of Medicine* 288: 288–292.

Leonard, L. 2000a. "Interpreting Female Genital Cutting: Moving Beyond the Impasse." *Annual Review of Sex Research* 11: 158–191.

———. 2000b. " 'We Did It for Pleasure Only': Hearing Alternative Tales of Female Circumcision." *Qualitative Inquiry* 6: 212–228.

Levenson, J. D. 2000. "The New Enemies of Circumcision." *Commentary* 109 (March): 29–36.

Levesque-Lopman, L. 1988. *Claiming Reality: Phenomenology and Women's Experience.* Lanham, M.D.: Rowman & Littlefield.

Levine, M. P. 1992. "The Implications of Constructionist Theory for Social Research on the AIDS Epidemic among Gay Men." pp. 185–198 in *The Time of AIDS: Social Analysis,Theory, and Method,* edited by G. Herdt and S. Lindenbaum. Newbury Park, Calif.: Sage.

Levine, M. P., and K. Siegel. 1992. "Unprotected Sex: Understanding Gay Men's Participation." pp. 47–71 in *The Social Context of AIDS,* edited by J. Huber and B. E. Schneider. Newbury Park, Calif.: Sage.

Lewis, D. K. 1995. "African-American Women at Risk: Notes on the Sociocultural Context of HIV Infection." pp. 57–73 in *Women Resisting AIDS: Feminist Strategies of Empowerment,* edited by B. E. Schneider and N. E. Stoller. Philadelphia: Temple University Press.

Lewis, J. 1993. "Feminism, the Menopause and Hormone Replacement Therapy." *Feminist Review* 43: 38–56.

Lightfoot-Klein, H. 1989. *Prisoners of Ritual: An Odyssey into Female Circumcision in Africa.* New York: Harrington Park.

Lillard, L. A., and L. J. Waite. 1995. " Til Death Do Us Part: Marital Disruption and Mortality." *American Journal of Sociology* 100: 1131–1156.

Link, B. G., and J. Phelan. 1995. "Social Conditions as Fundamental Causes of Disease." *Journal of Health and Social Behavior* (Extra Issue): 80–94.

Litsky, F. 2001. "Diana Golden Brosnihan, Skier, Dies at 38." *NYT,* August 28.

Liu, R., W. A. Paxton, S. Choe et al. 1996. "Homozygous Defect in HIV–1 Coreceptor Accounts for Resistance of Some Multiply-Exposed Individuals to HIV-1 Infection." *Cell* 86: 367–377.

Lock, M. 1993. *Encounters with Aging: Mythologies of Menopause in Japan and North America*. Berkeley: University of California Press.

Lock, M., and P. Kaufert. 2001. "Menopause, Local Biologies and Cultures of Aging." *American Journal of Human Biology* 13: 494–504.

Logue, B. J. 1991. "Taking Charge: Death Control as an Emergent Women's Issue." *Women's Health* 17: 97–121.

London, A., and A. Robles. 2000. "The Co-occurrence of Correct and Incorrect HIV Transmission Knowledge and Perceived Risk for HIV among Women of Childbearing Age in El Salvador." *Social Science and Medicine* 51: 1267–1278.

Longino, C. F., Jr. 1988. "A Population Profile of Very Old Men and Women in the United States." *Sociological Quarterly* 29: 559–564.

Longman, J. 2001. "Knee Injuries Take a Toll on Many Female Athletes." *NYT*, March 29.

Lonsdale, S. 1990. *Women and Disability*. New York: St. Martin's Press.

Lorber, J. 1984. *Women Physicians: Careers, Status, and Power*. New York: Tavistock.

———. 1985. "More Women Physicians: Will It Mean More Humane Health Care?" *Social Policy* 16 (Summer): 50–54.

———. 1989. "Choice, Gift, or Patriarchal Bargain? Women's Consent to *In Vitro* Fertilization in Male Infertility." *Hypatia* 4: 23–36.

———. 1993b. "Why Women Physicians Will Never Be True Equals in the American Medical Profession." pp. 62–97 in *Gender, Work and Medicine: Women and the Medical Division of Labor*, edited by E. Riska and K. Wegar. Newbury Park, Calif.: Sage.

Lorber, J., and L. Bandlamudi. 1993. "Dynamics of Marital Bargaining in Male Infertility." *Gender and Society* 7: 32–49.

Lorde, A. 1980. *The Cancer Journals*. San Francisco, Calif.: Aunt Lute Books.

Luciano, L. 2001. *Looking Good: Male Body Image in Modern America*. New York: Hill and Wang.

Lupton, D. 1993. "Risk as Moral Danger: The Social and Political Functions of Risk Discourse in Public Health." *International Journal of Health Services* 23: 425–435.

Lupton, D., S. McCarthy, and S. Chapman. 1995. "'Panic Bodies': Discourses on Risk and HIV Antibody Testing." *Sociology of Health and Illness* 17: 89–108.

Lurie, N., J. Slater, P. McGovern et al. 1993. "Preventive Care for Women: Does the Sex of the Physician Matter?" *New England Journal of Medicine* 329: 478–482.

MacPhail, C., and C. Campbell. 2001. "'I Think Condoms Are Good but, Aai, I Hate Those Things': Condom Use among Adolescents and Young People in a Southern African Township." *Social Science and Medicine* 52: 1613–1627.

Mairs, N. 1986. *Plaintext*. Tucson: University of Arizona Press.

Mansfield, A., and B. McGinn. 1993. "Pumping Irony: The Muscular and the Feminine." pp. 49–68 in *Body Matters: Essays on the Sociology of the Body*, edited by S. Scott and D. Morgan. London: Falmer Press.

Markens, S. 1996. "The Problematic of 'Experience': A Political and Cultural Critique of PMS." *Gender and Society* 10: 42–58.

Marks, N. F. 1988. "Does It Hurt to Care? Caregiving, Work-Family Conflict, and Midlife Well-Being." *Journal of Marriage and the Family* 60: 951–996.

Marseille, E., J. G. Kahn, K. Billinghurst, and J. Saba. 2001. "Cost-Effectiveness of Female Condom in Preventing HIV and STDs in Commercial Sex Workers in Rural South Africa." *Social Science and Medicine* 52: 135–148.

Marsiglio, W. 1988. "Commitment to Social Fatherhood: Predicting Adolescent Males' Intentions to Live with Their Child and Partner." *Journal of Marriage and the Family* 50: 427–441.

Martin, E. 1992. *The Woman in the Body: A Cultural Analysis of Reproduction*. Boston: Beacon Press.

Martin, S. C., R. M. Arnold, and R. M. Parker. 1988. "Gender and Medical Socialization." *Journal of Health and Social Behavior* 29: 333–343.

Masur, H., M. A. Michelis, G. P. Wormser et al. 1982. "Opportunistic Infection in Previously Healthy Women: Initial Manifestation of a Community-Acquired Cellular Immunodeficiency." *Annals of Internal Medicine* 97: 533–538.

Mbizvo, M. T., and M. T. Basset. 1996. "Reproductive Health and AIDS Prevention in Sub-Saharan Africa: The Case for Increased Male Participation." *Health Policy and Planning* 11: 84–92.

McClintock, M. K. 1971. "Menstrual Synchrony and Suppression." *Nature* 229: 244–245.

McCrea, F. B. 1986. "The Politics of Menopause: The 'Discovery' of a Deficiency Disease." pp. 296–307 in *The Sociology of Health and Illness*, edited by P. Conrad and R. Kern. New York: St. Martin's Press.

McGovern, T., M. Davis, and M. B. Caschetta. 1994. "Inclusion of Women in AIDS Clinical Research: A Political and Legal Analysis." *JAMWA* 49: 102–104, 109.

McKee, M., and V. Shkolnikov. 2001. "Understanding the Toll of Premature Death among Men in Eastern Europe." *BMJ* 323: 1051–1055.

McMillan, D. 1996. "Everything You Always Wanted to Know about Oral Sex." *San Francisco Bay Times*, January 25.

Melnick, S. L., R. Sherer, T. A. Louis et al. 1994. "Survival and Disease Progression According to Gender of Patients with HIV Infection." *JAMA* 272: 1915–1921.

Melosh, B. 1982. *"The Physician's Hand": Work Culture and Conflict in American Nursing*. Philadelphia: Temple University Press.

Merrick, J. C., and R. H. Blank. 1993. *The Politics of Pregnancy: Policy Dilemmas in the Maternal–Fetal Relationship*. New York: Haworth.

Messing, K. 1997. "Women's Occupational Health: A Critical Review and Discussion of Current Issues." *Women's Health* 25: 39–68.

Messner, M. 1992. *Power at Play: Sports and the Problem of Masculinity*. Boston: Beacon Press.

Meyers, D. T. 2001. " The Rush to Motherhood — Pronatalist Discourse and Women's Autonomy." *Signs* 26: 735–833.

Miller, M. N., and A. J. Pumariega. 2001. "Culture and Eating Disorders: A Historical and Cross-Cultural Review." *Psychiatry* 64: 93–110.

Minkoff, H. 1995. "Pregnancy and HIV Infection." pp. 173–188 in *HIV Infection in Women*, edited by H. Minkoff, J. A. DeHovitz, and A. Duerr. New York: Raven Press.

Minkoff, H., J. A. DeHovitz, and A. Duerr, editors. 1995. *HIV Infection in Women*. New York: Raven Press.

Minto, C., and S. Creighton. 2001. "Objective Cosmetic and Anatomical Outcomes at Adolescence of Feminising Surgery for Ambiguous Genitals done in Childhood." Research Letter. *Lancet* 358: 124–125.

Mishler, E. G. 1984. *The Discourse of Medicine: Dialectics of Medical Interviews*. Norwood, N.J.: Ablex.

————. 1981. "Viewpoint: Critical Perspectives on the Biomedical Model." pp. 1–23 in *Social Contexts of Health, Illness, and Patient Care*, edited by E. G. Mishler et al. Cambridge: Cambridge University Press.

MMWR. 2001. *CDC Morbidity and Mortality Weekly Report* 50 (July 20): 599–603.

Moldow, G. 1987. *Women Doctors in Gilded-Age Washington: Race, Gender, and Professionalization.* Urbana and Chicago: University of Illinois Press.

Molitor, F., J. D. Ruiz, J. D. Klausner et al. 2000. "History of Forced Sex in Association with Drug Use and Sexual HIV Risk Behaviors, Infection with STDs and Diagnostic Medical Care: Results from the Young Women Survey." *Journal of Interpersonal Violence* 15: 262–278.

Montagu, A. 1974. *Coming into Being Among the Australian Aborigines*, 2d ed. London: Routledge.

Moore, L. J. 1997. "'It's Like You Use Pots and Pans to Cook. It's the Tool': The Technologies of Safer Sex." *Science, Technology and Human Values* 22:434–471.

Moore, L. J., and A. E. Clarke. 1995. "Clitoral Conventions and Transgressions: Graphic Representations of Female Genital Anatomy, c1900–1991." *Feminist Studies* 21: 255–301.

————. 2001. "The Traffic in Cyberanatomies: Sex/Sexuality/Gender in Local and Global Formations." *Body and Society* 7: 57–96.

Morantz-Sanchez, R. M. 1985. *Sympathy and Science: Women Physicians in American Medicine.* New York: Oxford University Press.

Morris, J. 1993. "Feminism and Disability." *Feminist Review* 43: 57–70.

Mosca, L., P. Collins, D. M. Herrington et al. 2001. "Hormone Replacement Therapy and Cardiovascular Disease." *Circulation* 104: 499–503.

Moynihan, C. 1998. "Theories in Health Care and Research: Theories of Masculinity." *BMJ* 317: 1072–1075.

Muller, C. 1990. *Health Care and Gender.* New York: Russell Sage.

Muncy, R. 1991. *Creating a Female Dominion in American Reform, 1890–1935.* New York: Oxford University Press.

Murphy, R. F. 1990. *The Body Silent.* New York: Norton.

Nam, C. B., I. W. Eberstein, and L. C. Deeb. 1989. "Sudden Infant Death Syndrome as a Socially Determined Cause of Death." *Social Biology* 36: 1–8.

Nechas, E., and D. Foley. 1994. *Unequal Treatment: What You Don't Know about How Women Are Mistreated by the Medical Community.* New York: Simon and Schuster.

Neigus, A., S. R. Friedman, R. Curtis et al. 1994. "The Relevance of Drug Injectors' Social and Risk Networks for Understanding and Preventing HIV Infection." *Social Science and Medicine* 38: 67–78.

Nelson, J. L. 1998. "The Silence of the Bioethicists: Ethical and Political Aspects of Managing Gender Dysphoria." *Journal of Clinical Ethics* 9: 213–230.

Nicolette, J. D., and M. B. Jacobs. 2000. "Integration of Women's Health into an Internal Medicine Core Curriculum for Medical Students." *Academic Medicine* 75: 1061–1065.

Nicolosi, A., M. Leite, M. Musico et al. 1994. "The Efficiency of Male-to-Female and Female-to-Male Transmission of the Human Immunodeficiency Virus: A Study of 730 Stable Couples." *Epidemiology* 5: 570–575.

Nnko, S., R. Washija, M. Urassa et al. 2001. "Dynamics of Male Circumcision Practices in Northwest Tanzania." *Sexually Transmitted Diseases* 28: 214–218.

Nonnemaker, L. 2000. "Women Physicians in Academic Medicine: New Insights from Cohort Studies." *New England Journal of Medicine* 342: 399–405.

Nosek, M. A., M. E. Young, D. H. Rintala et al. 1995. "Barriers to Reproductive Health Maintenance among Women with Physical Disabilities." *JWH* 4: 505–518.

Notzer, N., and S. Brown. 1995. "The Feminization of the Medical Profession in Israel." *Medical Education* 29: 377–381.

Novello , A. C. 1995 . " Introduction: Women and AIDS." pp. xi– xiv in *HIV Infection in Women*, edited by H. Minkoff, J. A. DeHovitz, and A. Duerr. New York: Raven Press.

Nsiah-Jefferson, L., and E. J. Hall. 1989. "Reproductive Technology: Perspectives and Implications for Low-income Women and Women of Color." pp. 93–117 in Ratcliff.

Nyamathi, A., and R. Vasquez. 1989. "Impact of Poverty, Homelessness, and Drugs on Hispanic Women at Risk for HIV Infection." *Hispanic Journal of Behavioral Sciences* 11: 299–314.

Obermeyer, C. M. 1999. "Female Genital Surgeries: The Known , the Un known, and the Unknowable." *Medical Anthropology Quarterly* 13: 79–106.

O'Farrell, N., and M. Egger. 2000. "Circumcision in Men and the Prevention of HIV Infection: A 'Meta-analysis' Revisited." *International Journal of Sexually Transmitted Diseases and AIDS* 11: 137–142.

O'Hanlan, K. A. 1995. "Lesbian Health and Homophobia: Perspectives for the Treating Obstetrician/Gynecologist." *Current Problems in Obstetrics, Gynecology and Fertility* 18: 94–133.

Olesen, V. L., and A. E. Clarke. 1999. "Resisting Closure, Embracing Uncertainties,Creating Agendas." pp. 355–357 in *Revisioning Women, Health, and Healing: Feminist, Cultural, and Technoscience Perspectives*, edited by A. E. Clarke and V. L. Olesen. New York: Routledge.

Orden, S. R., K. Liu, K. J. Ruth et al. 1995. "Multiple Social Roles and Blood Pressure of Black and White Women: The CARDIA Study." *JWH* 4: 281–291.

Osmond, M. W., K. G. Wambach, D. Harrison et al. 1993. " The Multiple Jeopardy of Race, Class, and Gender for AIDS Risk among Women." *Gender and Society* 7: 99–120.

O'Sullivan, S., and P. Parmar. 1992. *Lesbians Talk (Safer) Sex*. London: Scarlet Press.

Ouellette, S. K. 1993. "Inquiries into Hardiness." pp. 77–100 in *Handbook of Stress: Theoretical and Clinical Aspects*, 2d ed., edited by L. Goldberger and S. Breznitz. New York: Free Press.

Padian, N. S., L. Marquis, D. P. Francis et al. 1987. "Male-to-Female Transmission of Human Immunodeficiency Virus." *JAMA* 258: 788–790.

Padian, N. S., S. C. Shiboski, and N. P. Jewell. 1991. "Female-to-Male Transmission of Human Immunodeficiency Virus." *JAMA* 266: 1664–1667.

Paige, K. E. 1978. "The Ritual of Circumcision." *Human Nature*, May 1978, pp. 40–48.

Paige, K. E. , and J. M. Paige. 1981. *The Politics of Reproductive Ritual*. Berkeley: University of California Press.

Parker, R. C. 1992. "Sexual Diversity, Cultural Analysis, and AIDS Education in Brazil." pp. 225–242 in Herdt and Lindenbaum.

Parlee, M. B. 1982a. " The Psychology of the Menstrual Cycle: Biological and Psychological Perspectives." pp. 77–99 in *Behavior and the Menstrual Cycle*, edited by R. C. Friedman. New York: Marcel Dekker.

————. 1982b. "Changes in Moods and Activation Levels during the Menstrual Cycle in Experimentally Naive Subjects." *Psychology of Women Quarterly* 7: 119–131.

————. 1994. "The Social Construction of Premenstrual Syndrome: A Case Study of Scientific Discourse as Cultural Contestation." pp. 91–107 in *The Good Body: Asceticism in Contemporary Culture*, edited by M. G. Winkler and L. B. Cole. New Haven, Conn.: Yale University Press.

Patton, C. 1990. *Inventing AIDS*. New York: Routledge.

————. 1994. *Last Served? Gendering the HIV Pandemic*. London: Taylor & Francis.

Pear, R. 2001. "Advocates for Patients Barged In, and the Federal Government Changed." *NYT*, June 5.

Peifer, D. 1999. "Seeing is Be(liev)ing." pp. 31–34 in *Restricted Access: Lesbians on Disability*, edited by V. Brownworth and S. Raffo. Seattle, Wash.: Seal Press.

Perls, T. T., and R. Fretts. 1998. "Why Women Live Longer than Men." *Scientific American Presents* 9(2): 100–103.

Peteren, M., and D. McNeil. 2001. "Maker Yielding Patent in Africa for AIDS Drug." *NYT*, March 15.

Phillips, D. P., and K. A. Feldman. 1973. "A Dip in Deaths before Ceremonial Occasions: Some New Relationships between Social Integration and Mortality." *American Sociological Review* 38: 678–696.

Phillips, D. P., and E. W. King. 1988. "Death Takes a Holiday: Mortality Surrounding Major Social Occasions." *Lancet* 337: 728–732.

Phillips, D. P., T. E. Ruth, and L. M. Wagner. 1993. "Psychology and Survival." *Lancet* 342: 1142–1145.

Phillips, D. P., and D. G. Smith. 1990. "Postponement of Death until Symbolically Meaningful Occasions." *JAMA* 263: 1947–1951.

Pierre-Pierre, G. 1996. "Man Who Helped Wife Die to Serve 6 Months." *NYT*, May 18.

Pies, C. 1995. "AIDS, Ethics, Reproductive Rights: No Easy Answers." pp. 322–334 in *Women Resisting AIDS: Feminist Strategies of Empowerment*, edited by B. E. Schneider and N. E. Stoller. Philadelphia: Temple University Press.

Pincus, H. A., T. L. Tanielian, and S. C. Marcus et al. 1998. "Prescribing Trends in Psychotropic Medications: Primary Care, Psychiatry, and Other Medical Specialties." *JAMA* 279: 526–531.

Pinn, V. W. 2001. "Science and Advocacy as Partners: The Office of Research on Women's Health in the 1990s." *JAMWA* 56: 77–78.

Polych, C., and D. Sabo. 2000. "Sentence—Death by Lethal Infection: IV-Drug Use and Infectious Disease Transmission in North American Prisons." pp. 173–183 in *Prison Masculinities*, edited by D. Sabo, T. Kupers, and W. London. Philadelphia: Temple University Press.

Pope, H., K. Phillips, and R. Olivardio. 2000. *The Adonis Complex*. New York: Free Press.

Preves, S. E. 1998. "For the Sake of the Children: Destigmatizing Intersexuality." *Journal of Clinical Ethics* 9: 411–420.

Pringle, R. 1998. *Sex and Medicine: Gender, Power and Authority in the Medical Profession*. Cambridge: Cambridge University Press.

Prior, J. C., Y. M. Vigna, M. T. Schechter, and A. E. Burgess. 1990. "Spinal Bone Loss and Ovulatory Disturbances." *New England Journal of Medicine* 323: 1221–1227.

Profet, M. 1993. "Menstruation as a Defense against Pathogens Transported by Sperm." *Quarterly Review of Biology* 68: 335–381.

Ptacek, J. 1988. "Why Do Men Batter Their Wives?" pp. 133-157 in *Feminist Perspectives on Wife Abuse*, edited by K. Yllö and M. Bograd. Newbury Park, Calif.: Sage.

Quinn, P., and S. K. Walsh. 1995. "Midlife Women with Disabilities: Another Challenge for Social Workers." *Affilia* 10: 235–254.

Rahman, A., and N. Toubia. 2000. *Female Genital Mutilation: A Guide to Laws and Policies Worldwide*. London: Zed Books.

Reid, P. T. 2000. " Women, Ethnicity, and AIDS: What's Love Got to Do with It?" *Sex Roles* 42: 709–722.

Reisine, S. T., and J. Fifield. 1988. "Defining Disability for Women and the Problem of Unpaid Work." *Psychology of Women Quarterly* 12: 401–415.

Renteln, A. D. 1992. "Sex Selection and Reproductive Freedom." *Women's Studies International Forum* 15: 405–426.

Reunanen, A. 1993. "Juhlan Aika Ja Tuonen Hetki" ("The Time of Celebration and the Time of Death"). *Duodecim* 109: 2098–2103.

Reverby, S. M. 1987. *Ordered to Care: The Dilemma of American Nursing, 1850–1945*. Cambridge: Cambridge University Press.

Rhode, D. 2001. "A Health Danger from a Needle Becomes a Scourge Behind Bars." *NYT*, August 6.

Riessman, C. K. 1998. " Women and Medicalization: A New Perspective ." pp. 46–63 in *The Politics of Women's Bodies: Sexuality, Appearance and Behavior*, edited by R. Weitz. New York: Oxford University Press.

Riska, E. 1993. "Introduction." pp. 1–12 in *Gender, Work and Medicine: Women and the Medical Division of Labor*, edited by E. Riska and K. Wegar. Newbury Park, Calif.: Sage.

———. 2001. *Medical Careers and Feminist Agendas: American, Scandinavian, and Russian Women Physicians*. Hawthorne, N.Y.: Aldine de Gruyter.

———. 2002. "From Type A Man to the Hardy Man: Masculinity and Health." *Sociology of Health and Illness* 24: 347–358.

Riska, E., and K. Wegar. 1993a. "Women Physicians: A New Force in Medicine?" pp. 76–93 in *Gender, Work and Medicine: Women and the Medical Division of Labor*, edited by E. Riska and K. Wegar. Newbury Park, Calif.: Sage.

———, editors. 1993b. *Gender, Work and Medicine: Women and the Medical Division of Labor*. Newbury Park, Calif.: Sage.

Rittenhouse, C. A. 1991. "The Emergence of Premenstrual Syndrome as a Social Problem." *Social Problems* 38: 412–425.

Robbins, C. A., and S. S. Martin. 1993. "Gender, Styles of Deviance, and Drinking Problems." *Journal of Health and Social Behavior* 34: 302–321.

Romito, P., and F. Hovelaque. 1987. "Changing Approaches in Women's Health: New Insights and New Pitfalls in Prenatal Preventive Care." *International Journal of Health Services* 17: 241–258.

Rossi, A. S., and P. E. Rossi. 1977. "Body Time and Social Time: Mood Patterns by Menstrual Cycle Phase and Day of the Week." *Social Science Research* 6: 273–308.

Roter, D. L., and J. A. Hall. 1998. "Why Physician Gender Matters in Shaping the Physician-Patient Relationship." *JWH* 7: 1093–1097.

Roter, D., M. Lipkin, and A. Korsgaard. 1991. "Sex Differences in Patients' and Physicians' Communication during Primary Care Medical Visits." *Medical Care* 29: 1083–1093.

Rothman, B. K. 1982. *In Labor: Women and Power in the Birthplace*. New York: Norton.

———. 1986. *The Tentative Pregnancy*. New York: Viking.

———. 1989. *Recreating Motherhood: Ideology and Technology in a Patriarchal Society*. New York: Norton.

Rousso, H. 1988. "Daughters with Disabilities: Defective Women or Minority Women?" pp. 139–171 in *Women with Disabilities: Essays in Psychology, Culture, and Politics*, edited by M. Fine and A. Asch. Philadelphia: Temple University Press.

Ruzek, S. B. 1978. *The Women's Health Movement: Feminist Alternatives to Medical Control*. New York: Praeger.

Ruzek, S. B., and J. Becker. 1999. " The Women's Health Movement in the United States: From Grass-Roots Activism to Professional Agendas." *JAMWA* 54: 4–8, 40.

Sabo, D., and D. F. Gordon, editors. 1995. *Men's Health and Illness: Gender, Power and the Body*. Newbury Park, Calif.: Sage.

Sabo, D., K. Miller, M. Farrell et al. 1999. "High School Participation, Sexual Behavior, and Adolescent Pregnancy: A Regional Study." *Journal of Adolescent Health* 25: 207–216.

Sachs, S. 2001. "Clinics' Pitch to Indian Émigrés: It's a Boy." *NYT*, August 15.

Sack, K. 2001. "AIDS Epidemic Takes Toll on Black Women." *NYT*, July 3.

Sandelowski, M. 1993. *With Child in Mind: Studies of the Personal Encounter with Infertility*. Philadelphia: University of Pennsylvania Press.

Santow, G. 1995. "Social Roles and Physical Health: The Case of Female Disadvantage in Poor Countries." *Social Science and Medicine* 40: 147–161.

Scheper-Hughes, N. 1994. "An Essay: 'AIDS and the Social Body.'" *Social Science and Medicine* 39: 991–1003.

Schneider, B. E., and N. E. Stoller, editors. 1995. *Women Resisting AIDS: Feminist Strategies of Empowerment*. Philadelphia: Temple University Press.

Schoen, E. J., T. E. Wiswell, and S. Moses. 2000. "New Policy on Circumcision—Cause For Concern." *Pediatrics* 105: 620–623.

Scully, D. 1994. *Men Who Control Women's Health: The Miseducation of Obstet-rics and Gynecologists*. New York: Teachers College Press.

Scully, D., and P. Bart. 1973. "A Funny Thing Happened on the Way to the Orifice: Women in Gynecology Textbooks." *American Journal of Sociology* 78: 1045–1050.

Seals, B. F., R. L. Sowell, A. S. Demi et al. 1995. "Falling through the Cracks: Social Service Concerns of Women Infected with HIV." *Qualitative Health Research* 5: 496–515.

Sexton, P. C. 1982. *The New Nightingales: Hospital Workers, Unions, New Women's Issues*. New York: Enquiry Press.

Shaul, S., P. J. Dowling, and B. F. Laden. 1985. "Like Other Women: Perspectives of Mothers with Physical Disabilities." pp. 133–142 in *Women and Disability: The Double Handicap*, edited by M. J. Deegan and N. A. Brooks. New Brunswick, N.J.: Transaction Books.

Shell-Duncan, B., and Y. Hermlund, editors. 2000. *Female "Circumcision" in Africa: Culture, Controversy, and Change*. Boulder Colo.: Lynne Reinner.

Shilling, C. 1993. *The Body and Social Theory*. Newbury Park, Calif.: Sage.

Shilts, R. 1987. *And the Band Played On: People, Politics and the AIDS Crisis*. Baltimore, Md.: Penguin.

Shweder, R. A. 2000. "What about 'Female Genital Mutilation'? And Why Understanding Culture Matters in the First Place." *Daedalus* 129(Fall): 209–232.

Siegel-Itzkovich, J. 2000. "Baby's Penis Reattached After Botched Circumcision." *BMJ* 321: 529.

Simmons, R. G., S. K. Marine, and R. L. Simmons. 1987. *Gift of Life: The Effect of Organ Transplantation on Individual, Family, and Societal Dynamics*. New Brunswick, N.J.: Transaction.

Simpson, B. J., and A. Williams. 1993. "Caregiving: A Matriarchal Tradition Continues." pp. 200–211 in Kurth.

Smedley, B. D., A. Y. Stith, and A. R. Nelson, editors. 2002. *Unequal Treatment: Confronting Racial and Ethnic Disparities in Health Care*. Washington, D.C.: National Academy Press.

Solarz, A., editor. 1999. *Lesbian Health: Current Assessment and Directions for the Future*. Washington, D.C.: National Academy Press.

Solomon, D. N. 1961. "Ethnic and Class Differences among Hospitals as Contingencies in Medical Careers." *American Journal of Sociology* 61: 463–471.

Sontag, S. 1989. *Illness as Metaphor and AIDS and its Metaphors*. New York: Doubleday.

Sourbut, E. 1997. "Reproductive Technologies and Lesbian Parents." pp. 142–161 in *Science and the Construction of Women*, edited by M. Maynard. London: UCL Press.

Spark, R. F. 1988. *The Infertile Male: The Clinician's Guide to Diagnosis and Treatment*. New York: Plenum.

Specter, M. 2001. " India's Plague." *The New Yorker*, December 17: 74 – 85.

Stage, S. 1979. *Female Complaints: Lydia Pinkham and the Business of Women's Medicine*. New York: Norton.

Staples, R. 1995. "Health among Afro-American Males." pp. 121–138 in *Men's Health and Illness: Gender, Power and the Body*, edited by D. Sabo and D. F. Gordon. Newbury Park, Calif.: Sage.

Starr, P. 1982. *The Social Transformation of American Medicine*. New York: Basic.

Steinem, G. 1978. "If Men Could Menstruate." *MS. Magazine* (October): 110.

Stevens, P. E. 1996. "Lesbians and Doctors: Experiences of Solidarity and Domination in Health Care Settings." *Gender and Society* 10: 24–41.

Stone, D. A. 1984. *The Disabled State*. Philadelphia: Temple University Press.

Strauss, A., S. Fagerhaugh, B. Suczek et al. 1985. *The Social Organization of Medical Work*. Chicago: University of Chicago Press.

Sudha, S., and S. I. Rajan. 1999. "Disadvantage in India 1981–1991: Sex Selective Abortion and Female Infanticide." *Development and Change: Special Issue on Gendered Poverty and Well-being* 30(3): 585–518.

Sundari, T. K. 1994. "The Untold Story: How the Health Care Systems in Developing Countries Contribute to Maternal Mortality." pp. 173–190 in *Women's Health, Politics, and Power*, edited by E. Fee and N. Krieger. Amityville, N.Y.: Baywood.

Swan, S., and E. Elkin. 1999. "Declining Semen Quality: Can the Past Inform the Present?" *Bioessays* 21: 614–622.

Szabo, R., and R. V. Short. 2000. "How Does Male Circumcision Protect Against HIV Infection?" *BMJ* 320: 1592–1594.

Taggart, L. A., S. L. McCammon, L. J. Allred et al. 1993. "Effect of Patient and Physician Gender on Prescriptions for Psychotropic Drugs." *JWH* 2: 353–357.

Tanner, J., and R. Cockerill. 1996. "Gender, Social Change, and the Professions: The Case of Pharmacy." *Sociological Forum* 11: 643–660.

Thomas, W. I., and D. S. Thomas. 1927. *The Child in America*. New York: Knopf.

Thomson, R. G . 1994. " Review Essay : Redrawing the Boundaries of Feminist Disability Studies." *Feminist Studies* 20: 583–595.

Todd , A. D. 1989. *Intimate Adversaries: Cultural Conflict Between Doctors and Women Patients*. Philadelphia: University of Pennsylvania Press.

Treichler, P. A. 1992. "AIDS, HIV, and the Cultural Construction of Reality."pp.65–98, in *The Time of AIDS: Social Analysis, Theory, and Method*, edited by G. Herdt and S. Lindenbaum. Newbury Park, Calif.: Sage.

———. 1999. *How to Have a Theory in an Epidemic: Cultural Chronicles of AIDS*. Durham, N.C.: Duke University Press.

Turner, B. S. 1984. *The Body and Society: Explorations in Social Theory*. London: Basil Blackwell.

———. 1992. *Regulating Bodies: Essays in Medical Sociology*. New York: Routledge.

Turner, H. A., R. B. Hays, and T. J. Coates. 1993. "Determinants of Social Support among Gay Men: The Context of AIDS." *Social Problems* 34: 37–53.

Turner, S. S. 1999. "Intersex Identities: Locating New Intersections of Sex and Gender." *Gender and Society* 13: 457–479.

van der Kwaak, A. 1992. "Female Circumcision and Gender Identity: A Questionable Alliance?" *Social Science and Medicine* 35: 777–787.

Van Devanter, N., V. Gonzales, C. Merzel et al. 2002. "Effect of an STD/HIV Behavioral Intervention on Women's Use of the Female Condom." *American Journal of Public Health* 92: 109–115.

Van Hall, E. V., M. Verdel, and J. Van Der Velden. 1994. "'Perimenopausal' Complaints in Women and Men: A Comparative Study." *JWH* 3: 45–49.

Ventura, S. J. et al. 2000. "Trends in Pregnancy and Pregnancy Rates by Outcome: Estimates for the United States, 1976–1996." *National Vital Health Statistics*. CDC Web site.

Verbrugge, L. M. 1989. "The Twain Meet: Empirical Explanations of Sex Differences in Health and Mortality." *Journal of Health and Social Behavior* 30: 282–304.

Vertinsky, P. 1990. *The Eternally Wounded Woman: Woman, Doctors and Exercise in the Late Nineteenth Century*. Manchester, U.K.: Manchester University Press.

Voda, A. M., M. Dinnerstein, and S. R. O'Donnell, editors. 1982. *Changing Perspectives on Menopause*. Austin: University of Texas Press.

Waitzkin, H. 1983. *The Second Sickness: Contradictions of Capitalist Health Care*. New York: Free Press.

———. 1991. *The Politics of Medical Encounters: How Patients and Doctors Deal with Social Problems*. New Haven, Conn.: Yale University Press.

Waldron, I. 1995. "Contributions of Changing Gender Differences in Behavior and Social Roles to Changing Gender Differences in Mortality." pp. 22–45 in *Men's Health and Illness: Gender, Power and the Body*, edited by D. Sabo and D. F. Gordon. Newbury Park, Calif.: Sage.

Wallace, J. I., J. Downs, A. Ott et al. 1983. "T-Cell Ratios in New York City Prostitutes." Letter. *Lancet* (1/8 January): 58–59.

Wallis, L. 1994. "Why a Curriculum on Women's Health?" pp. 13–26 in *Reframing Women's Health*, by A. J. Dan. Newbury Park, Calif.: Sage.

Walsh, C., L. A. Anderson, and K. Irwin. 2000. "The Silent Epidemic of *Chlamydia Trachomatis:* The Urgent Need for Detection and Treatment in Women." *JWH* 9: 339–343.

Walsh, M. R. 1977. "'*Doctors Wanted: No Women Need Apply' Sexual Barriers in the Medical Profession, 1835–1975.*" New Haven, Conn.: Yale University Press.

Warshaw, C. 1996. "Domestic Violence: Changing Theory, Changing Practice." *JAMWA* 51: 87–91.

Wawer, M. J., C. Podhisita, U. Kanungsukkasem et al. 1996. "Origins and Working Conditions of Female Sex Workers in Thailand: Consequences of Social Context for HIV Transmission." *Social Science and Medicine* 42: 453–462.

Waxman, B. F. 1994. "Up Against Eugenics: Disabled Women's Challenge to Receive Reproductive Services." *Sexuality and Disability* 12: 155–169.

Weiss, H. A., M. A. Quigley, and R. J. Hayes. 2000. "Male Circumcision and Risk of HIV Infection in Sub-Saharan Africa: A Systematic Review and Meta-Analysis." *AIDS* 14(Oct. 20): 2361–2370.

Weiss, M. 1994. *Conditional Love: Parental Relations toward Handicapped Children.* Westport, Conn.: Greenwood Press.

Weitz, R. 1996. *The Sociology of Health, Illness, and Health Care: A Critical Approach.* Belmont, Calif.: Wadsworth.

———, editor. 1998. *The Politics of Women's Bodies: Sexuality, Appearance and Behavior.* New York: Oxford University Press.

Wendell, S. 1992. "Toward a Feminist Theory of Disability." pp. 63–81 in *Feminist Perspectives in Medical Ethics* , edited by H. B. Holmes and L. M. Purdy. Bloomington: Indiana University Press.

———. 1996. *The Rejected Body: Feminist Philosophical Reflections on Disability.* New York: Routledge.

Wermuth, L., J. Ham, and R. L. Robbins. 1992. "Women Don't Wear Condoms: AIDS Risk Among Sexual Partners of IV Drug Users." pp. 72–94 in *The Social Context of AIDS* , edited by J. Huber and B. E. Schneider. Newbury Park, Calif.: Sage.

West, C., and D. Zimmerman. 1987. "Doing Gender." *Gender and Society* 1: 125–151.

Whitmore, R., J. I. Wallace, D. Bloch et al. 1996. "HIV Testing Rates in New York City Streetwalkers Have Declined." Poster at XI International Conference on AIDS, Vancouver.

Williams, C. L. 1992. "The Glass Escalator: Hidden Advantages for Men in the 'Female' Professions." *Social Problems* 39: 253–267.

Williams, L., and T. Sobieszyzyk. 1997. "Attitudes Surrounding the Continuation of Female Circumcision in the Sudan: Passing the Tradition to the Next Generation." *Journal of Marriage and the Family* 59: 966–981.

Wilson, M., and M. Daly. 1985. "Competitiveness, Risk Taking, and Violence: The Young Male Syndrome." *Ethology and Sociobiology* 6: 59–73.

Wilson, R. 1966. *Feminine Forever.* New York: M. Evans.

Winter, B. 1994. "Women, the Law, and Cultural Relativism in France: The Case of Excision." *Signs* 19: 939–974.

Wizemann, T. M., and M. Pardue, editors. 2001. *Exploring the Biological Contributions to Human Health: Does Sex Matter?* Washington, D.C.: National Academy Press.

Wu, Z., and M. S. Pollard. 1998. "Social Support among Unmarried Childless Elderly Persons." *The Journals of Gerontology* 53B(6): S324–335.

Yankauskas, E. 1990. "Primary Female Syndromes: An Update." *New York State Journal of Medicine* 90: 295–302.

Yedidia, M. J., and J. Bickel.2001. "Why Aren't There More Women Leaders in Academic Medicine? The Views of Clinical Department Chairs." *Academic Medicine* 76: 453–465.

Ziegler, R. G. 1993. "Migration Patterns and Breast Cancer Risk in Asian-American Women." *Journal of the National Cancer Institute* 85: 1819–1827.

Zack, B., and O. Grinstead. 2001. "Collaborative Research to Prevent HIV among Male Prison Inmates and their Female Partners." *Science to the Community: Prevention.* Center for AIDS Prevention Studies, University of California San Franciso Web site.

Zimmerman, D. et al. 2000. "Gender Disparity in Living Renal Transplant Donation." *American Journal of Kidney Diseases* 36: 534–540.

Zita, J. 1988. " The Premenstrual Syndrome:' Dis-easing' the Female Cycle ." *Hypatia* 3: 77–99.

———. 1993. "Heresy in the Female Body: The Rhetorics of Menopause." pp. 59–78 in *Menopause: A Midlife Passage*, edited by J. C. Callahan. Bloomington: Indiana University Press.

Zola, I. K. 1982a. *Missing Pieces: A Chronicle of Living with a Disability.* Philadelphia: Temple University Press.

———.1982b."Tell Me, Tell Me." pp. 208–216 in *Ordinary Lives: Voices of Disability and Disease*, edited by I. K. Zola. Cambridge, Mass.: Apple-wood Books.

Zoske, J. 1998. "Male Circumcision: A Gender Perspective." *Journal of Men's Studies* 6: 189–208.

Zucker, K. J. 1999. "Intersexuality and Gender Identity Differentiation." *Annual Review of Sex Research* 10: 1–69.

索引[1]

---

[1]　本索引中，每条索引后面的数字为文中页边码，提示可在文中页边码标示的页面中检索相关内容。

图书在版编目（CIP）数据

性别与疾病的社会建构 / (美) 朱迪丝·洛伯，(美)
莉萨·琼·穆尔著；张学而译.—上海：上海教育出版
社，2019.10
（社会建构论译丛）
ISBN 978-7-5444-9221-8

Ⅰ.①性… Ⅱ.①朱… ②莉… ③张… Ⅲ.①性别－
关系－医学社会学－研究 Ⅳ.①R-05

中国版本图书馆CIP数据核字(2019)第260397号

Published by agreement with the Rowman & Littlefield Publishing
Group through the Chinese Connection Agency, a division of Beijing
XinGuangCanLan ShuKan Distribution Company Ltd., a.k.a Sino-Stra.

策划编辑　谢冬华
责任编辑　王佳悦
书籍设计　陆　弦

社会建构论译丛
杨莉萍　[美] 肯尼思·J. 格根　主编
性别与疾病的社会建构
[美] 朱迪丝·洛伯　[美] 莉萨·琼·穆尔　著
张学而　译

出版发行　上海教育出版社有限公司
官　　网　www.seph.com.cn
地　　址　上海市闵行区号景路159弄C座
邮　　编　201101
印　　刷　上海颛辉印刷厂有限公司
开　　本　890×1240　1/32　印张 9.875　插页 4
字　　数　145 千字
版　　次　2023年8月第1版
印　　次　2023年8月第1次印刷
书　　号　ISBN 978-7-5444-9221-8/C·0021
定　　价　69.00 元

如发现质量问题，读者可向本社调换　电话：021-64373213